書下ろし

心と脳の不調は副腎ケアで整える

―「うつ」「認知症状」「発達障害」に効くホルモンのパワー―

本間良子／本間龍介

祥伝社黄金文庫

プロローグ 副腎疲労は万病の元

前著『しつこい疲れは副腎疲労が原因だった』（小社刊）を出版したとき、夫と私が営《いとな》むクリニックは、日本で唯一の**副腎疲労（アドレナル・ファティーグ）**外来がある診療所でした。当時、日本では医師の9割が副腎疲労という概念すら、知らない状況でした。

あれから2年半経《た》ち、本のおかげもあってか、今ではクリニックを訪れる患者さんだけでなく、多くのお医者さんが、さまざまなストレスによって起こる副腎疲労に関心を寄せてくださるようになりました。

副腎疲労治療を行う医療施設も全国各地で少しずつ増えてきて、「副腎ケア」

によって健康を取り戻す患者さんが一人でも増えたことは、私たち夫婦にとっても、とても嬉《うれ》しいことです。

それでも、海外、特に医療先進国であるアメリカで重要視されている副腎疲労という症状が、〝ストレス先進国〟日本では十分に認知されているとはいえません。いえ、まだまだ一般的には認められていないといったほうがよいでしょう。

副腎疲労は、私たち夫婦の恩師であるアメリカ人医師・ジェームズ・L・ウィルソン博士が1990年代にすでに提唱した概念です。博士はさまざまな病気に副腎で作られるホルモンが関わっていることを突き止め、「アメリカ抗加齢医学会」で発表しました。

近年の研究では、高血圧、糖尿病、動脈硬化、胃腸障害、更年期障害、うつ病・不眠、認知障害、アレルギー等の免疫疾患など、実に多くの病気や不調に副腎から分泌されるホルモンが深く関わっていることがわかってきました。

副腎は腎臓の上にある、クルミくらいの大きさの小さな臓器で、50種類以上ものホルモンを生産・分泌している内分泌器官です。「ストレスの腺《せん》」と称され、ホルモンを分泌することにより、心身が受けるあらゆるストレスから体を守る仕事をしています。

また、副腎で作られるホルモンは、体内で起こる主な生理的なプロセスのすべてに影響を与えています。たとえば、血糖や血圧のコントロール、免疫機能調整、炎症反応、精神・神経系のサポート、骨の代謝作用、性ホルモンの生成など、多面的な働きをしているのです。

まさに生命そのものが、副腎の機能にかかっているといえるでしょう。

このように生命をつかさどるといっても過言ではない副腎が、過度のストレス攻撃を受けると、どうなるでしょうか。副腎がぐったりと疲れ、機能が低下してしまいます。

それによって、副腎が作るホルモンの中でも、特に**コルチゾール**というホルモンが適正に分泌されなくなります。この状態を、副腎疲労と呼びます。

コルチゾールは別名**「ストレスホルモン」**と呼ばれ、ストレスに対抗して体を回復させる働きをする〝スーパーホルモン〟です。このコルチゾールが枯渇《こかつ》すると、慢性的な疲労感をはじめ、さまざまな不調が体や心に現れるのです。これが、副腎疲労が原因で起こる症状です。

アメリカでは程度の差はありますが、約80％の人が副腎疲労を患《わずら》っているといわれています。副腎疲労に罹《かか》りやすいのは、勤勉な性格で責任感が強く、がんばりすぎる傾向のある人です。まさに日本人の特性そのもので、日本ではより多くの割合の人が副腎疲労に罹っていると推察されます。

しかし、副腎疲労は日本でも実に多くの人が患っているにもかかわらず、病気としては診断されない疾患でもあるのです。

アメリカの抗加齢医学の医療現場では、万病の元であるともいえる副腎疲労の治療をまず施《ほどこ》してから、がんの治療、皮膚科の治療、高血圧の治療、不妊治療……と、専門的な治療に入ることが通常の流れです。

副腎のサポートをする治療を基礎にすることで、それぞれの医療の専門分野で多岐にわたって治療効果を上げることが可能になるのです。

心と脳の不調も「副腎ケア」で改善する

それは、本書のテーマである「心と脳の不調」についても同じです。

そもそも、私たちが日本初となる副腎疲労外来を始めたのは、クリニックの副院長である夫の龍介《りゅうすけ》がかつて原因不明の疲労感に日常的に苛《さいな》まれ、重度のうつ症状に長年苦しんでいた経験があったからです。

前著に詳しい経緯を書きましたが、夫は「生きている意味がない」と口走るほど精神的に落ち込み、ついにはベッドから自力で起き上がることもできなくなってしまいました。いくつかの病院で検査をしても数値に異常はなく、どの病院でも判で押したように「メンタルな問題」と片づけられ、抗うつ剤を処方されたのでした。

しかし、抗うつ剤を服用しても回復するどころか、ますます症状は悪化し、当時勤めていた大学病院を休職に追い込まれました。妻であり、医者である私も無力感に打ちひしがれていました。そのような状況下で、ウィルソン博士と出会うことができ、症状を惹《ひ》き起こす〝本当の原因〟がわかり、夫婦共々救われたのです。

私たちのクリニックで診察を受けた患者さんの中にも、うつ症状を訴えたり、記憶力や思考能力の衰えを感じるなど、認知機能の低下を心配する人が大勢いらっしゃいます。最近は、お子さんの引きこもりや発達障害に悩んでクリニックを訪れる親御さんも増えました。

そのような不調で苦しんでいる患者さんは、他の医療施設で検査をし尽くしたけれども、夫と同じように原因を解明できず、やっとの思いで私たちのクリニックを訪れてくださった方がほとんどです。

それぞれの患者さんの状態をしっかりと把握《はあく》するために、多岐にわたる問診とホルモン値等を調べる精密な検査をすると、ほとんどの方が程度の差はあれ、副腎疲労に陥《おちい》っていました。実は副腎疲労が根底に潜《ひそ》んでいた原因だったのです。そのため、その患者さんに合ったオーダーメイドの副腎サポートを続けていくと、それぞれの方が薬に頼ることなく、治療の目標として目指していた、ご自身のいちばんいい状態で日々を過ごすことができるまでに回復されました。

厚生労働省の調査によると、精神疾患により医療機関にかかっている患者数は、近年大幅に増加していて、３００万人を優に超えているそうです。精神疾患の内訳としては、多いものから、うつ病、統合失調症、不安障害、認知症となっていて、近年は、15人に1人が罹るといわれるうつ病や、認知症などの著《いちじる》しい増加がみられます。また、自殺者数も毎年3万人を超える高止まりした状態が続いており、未遂者数も入れるとその10倍はいるといわれています。

精神疾患というと、病院の精神科や心療内科を受診する患者さんがほとんどで、心の病気と捉えがちです。

しかし、心の状態を左右するのは脳です。そして**脳の健康状態に多大な影響を与えるのが、実は副腎なのです。**

「ストレスホルモン」であるコルチゾールが適正な量、分泌されないと、脳の働きが抑制されてしまいます。つまり、副腎疲労によって、気分の落ち込み、うつ症状、倦怠感《けんたい》、記憶力や思考力の低下、感情のコントロールが利《き》かなくなるといったさまざまな症状が惹き起こされるのです。

精神疾患というと重たいイメージですが、病院に行くほどでなくても、このような不調に悩んでいる方は多いのではないでしょうか。

クリニックで多くの患者さんを診《み》てきた経験から、そのような不調がある方は副腎に程度の差はあれ、何かしら問題が起きていることは間違いありません。

本書を手に取ってくださった方が、「副腎ケア」をきっかけに、生き生きとした毎日を再び過ごすことができますよう、心から願っております。

2016年6月

スクエアクリニック院長　本間《ほんま》良子《りょうこ》

心と脳の不調は副腎ケアで整える——目次

プロローグ

第1章 うつ・認知症状も「副腎ケア」で治る……21

第2章

第3章 副腎疲労は「細胞《ミトコンドリア》マネジメント」で治す……103

第4章 タフな副腎が、脳細胞を蘇らせる……151

カバー、本文イラスト／須山奈津希
編集協力／種田桂子（イシス）

自己チェック

心と脳の不調は、副腎疲労が原因かも!?

心と体の状態に気づくために、以下の項目で当てはまるものがあればチェックを入れてみてください。チェックした項目が3つ以上あれば、副腎疲労に罹っている可能性があります。

□ 朝起きるのがつらい。
□ 熟睡できず、朝に目が覚めても疲れが取れない。
□ 甘いものや塩分が高いもの（しょっぱいもの）を好んで食べる。
□ エネルギーが不足している感じがする。元気が出ず、倦怠感を覚える。

□ 今までできていた日常的なことをやるのに一苦労する。

□ 性への興味が低下している。性欲がない。

□ ストレスに上手《うま》く対処できない。小さなことでもイライラし、人に八つ当たりする。飲酒や喫煙の習慣がある。

□ 風邪《かぜ》や呼吸器の感染症（気管支炎など）に罹るとなかなか治らない。ぶつけた傷なども治りにくい。

□ ベッドや椅子から立ち上がると、クラクラしたり、目の前が真っ暗（白）になる。

□ 気持ちが落ち込む。〝うつ〟っぽい気がする。

□ 人生に何の意味も見いだせない。楽しいことがない。

□ ＰＭＳ（月経前症候群）が悪化している（月経の数日前から月経が始まるまでの間に、腹痛、頭痛、肩こり、むくみ、便秘、下痢や眠気、気分の落ち込みが激しくなる症状）。

□ コーヒーやコーラなどカフェインの入った飲み物やチョコレートを口に

しないと、やる気が出ない。

□思考が定まらず、ボーッとすることが多い。集中力が低下した。

□物忘れをすることが多くなった。昼食に何を食べたか思い出せないなど、記憶力が落ちた気がする。

□食事をスキップするとぐったりしてしまう。

□甘いものを食べると急に元気になるが、その後だるくなる。

□午後3時から4時ぐらいの間はぼんやりしている。

□我慢ができなくなり、急にキレてしまう。

□夕食後の午後6時以降になると、やっと元気になってくる。

＊副腎疲労（アドレナル・ファティーグ）の、より詳しい自己診断テストは左記のウェブサイトで行うことができます。
http://adrenalfatigue.jp/

第1章

うつ・認知症状も「副腎ケア」で治る

ストレスも脳が決める

すべてが億劫《おっくう》に感じる、楽しいことが一つもない、生きている意味がわからない……、といった「心が元気でない」方、頭がぼんやりして物事を深く考えられない、記憶があやふやなことが多い……、といった「〝脳力〟に自信のない」方は、まず、17～19ページのチェック表で当てはまる項目にチェックを入れてみてください。

もし3つ以上、当てはまる症状があれば、心と脳の不調は副腎疲労が原因の可能性があります。

プロローグで、心の状態を左右するのは脳であるということをお伝えしました。ここからは、心と脳がどのようにつながっているのか、そして、クリニックを受診した患者さんの例を交《まじ》えながら、「副腎ケア」をすることで、なぜ心と脳の状態を整えることができるのか、ということをお話ししていきます。

『「健康」は、脳が99％決める。』という言葉を、毎年、お医者さん向けに行っている副腎疲労のセミナーでもよく紹介しています。この言葉は、アメリカで人気の脳科学者・精神科医、ダニエル・G・エイメン博士の著書のタイトル（原題は、"Change Your Brain, Change Your Body"）から採《と》ったものです。

脳は感情や思考、生命維持などの神経活動を行う司令塔のような役割を担《にな》っています。体には情報を伝達する神経が張り巡らされていて、それらの神経は体中のさまざまな器官につながっています。脳は神経を通じて集められた情報を分析し、体中の器官に指令を送っているわけです。

副腎も脳からの指令で働きだし、ストレスに対処するホルモン、コルチゾールを一生懸命作りだそうとします。つまり、脳が感じたストレスそのものが、副腎のストレスとなるわけです。「ストレスも脳が決める」わけですね。

もう少し詳しく説明しますと、体の自律機能やホルモンのコントロールをする視床下部《ししょうかぶ》が指令して、さまざまなホルモンを分泌する内分泌器官・脳下垂体《のうかすいたい》が刺激され、副腎に伝達されてコルチゾールが分泌される仕組みになっています。視床下部と脳下垂体はどちらも、大脳から脊髄《せきずい》につながる部分にある柱のような脳幹《のうかん》という部位にあります。

視床下部→脳下垂体→副腎が上手く連携することにより、ストレスの状態に合わせてコルチゾールの分泌量が細やかにコントロールされます。こうして、コルチゾールの絶妙な匙《さじ》加減が見極められているのです。

〝適量〟分泌されたコルチゾールは血液中に放出されて、体のすみずみに行きわたります。そして、体内で起こっている炎症の火消し役となり、体を修復・回復し、結果として心も元気になるように大活躍します。

ところが、心的な抑圧や度を越えたストレスがあると、視床下部にダメージを与えてその働きを抑制してしまいます。すると、ホルモンの微妙な分泌調整のシステムが機能不全に陥ってしまうのです。それによって、コルチゾールの

ストレスは脳が感じ、副腎に指令が届く

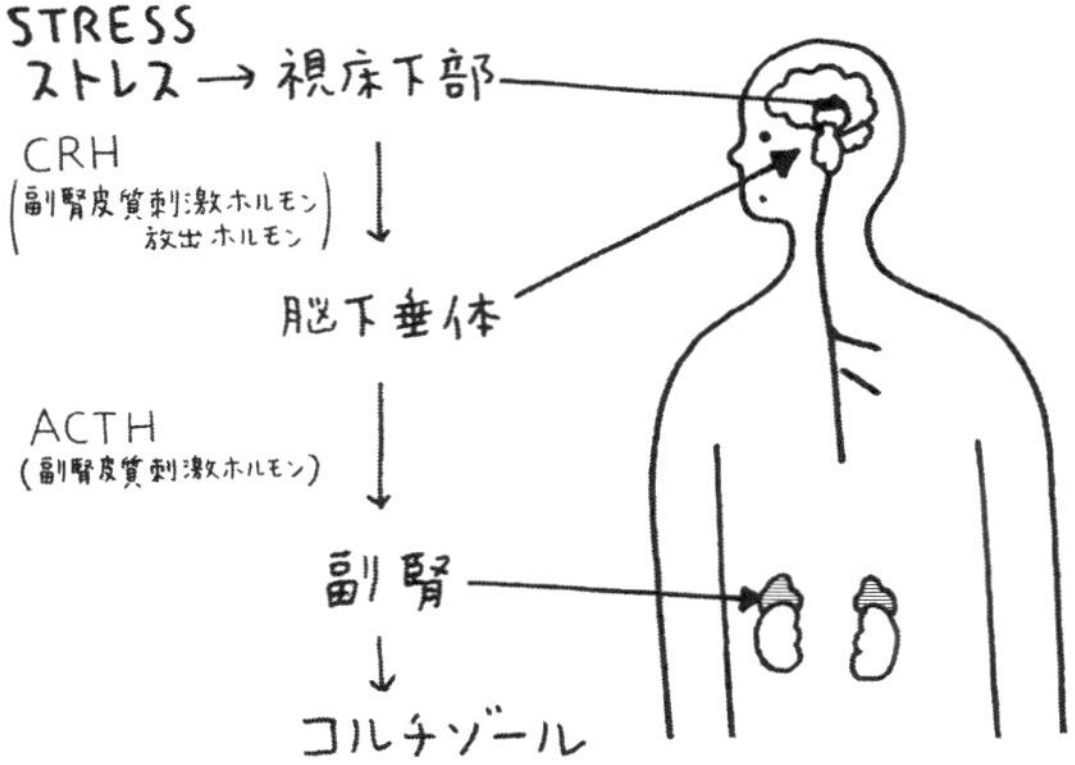

ホルモンバランスも崩れてしまい、副腎が疲弊し、体のあちこちに不調が現れるわけです。

ですので、副腎疲労による症状が出ているのであれば、心の状態がよくない、つまり、脳に過度のストレスがかかっていると考えられます。また、逆もしかりで、**〝メンタル〟に問題が出ている場合は、ほぼ間違いなく副腎疲労がその原因に絡んでいます。**

そのため、副腎のケアをすることが〝メンタルな問題〟の症状を改善する手立てとなるのです。そして、

副腎疲労を改善していくにあたり、脳がどのぐらい健康な状態で働いているかをまず把握することが、とても重要になってきます。

脳のストレス度をチェック

あなたの心の司令塔でもある脳が、どのぐらいストレスに晒《さら》されているかを次にチェックしてみましょう。ご家族や大切な人のために、あなたが代わりにチェックを行うのでも結構です。

以下の1～21の項目で、「非常に当てはまる」ものに◎、「よく当てはまる」ものに○、「ときどき当てはまる」ものに△、「まったく当てはまらない」ものには×をつけていってください。

1 □ 気が散りやすい。

2 □ 気が進まないことは先延ばしにしてしまう。

3 □ ケアレスミスをしやすい。

4 □ 人の話を聞かない。

5 □ 落ち着きがない。

6 □ 衝動的な行動をしやすい。

7 □ 興奮を求めてしまう。

8 □ 清々しい気分になれない。

9 □ 物事に消極的だ。

10 □ 自分は無力だと感じる。

11 □ 心から楽しめない。

12 □ 自尊心が低い。

13 □ グループでの行動より、一人のほうが楽。

14 □ イライラしたり、不機嫌になってしまいがちだ。

15 □ 不安になりやすい。

16 □ 何か悪いことが起きるのではないかと考えてしまう。

17 □ 他人との争いを好まない。
18 □ びっくりしやすい。
19 □ 他人からの評価が気になる。
20 □ ストレスで頭痛が起きる。
21 □ ストレスで体が動かなくなったり、筋肉が緊張する。

脳は部分ごとに独自の機能を持っています。特に大脳は、脳の中でもっとも発達した部分で、動物と区別される心・精神といった人間らしさをつかさどる働きをしています。

また、大脳も領域ごとにそれぞれの役割分担があります。1〜21までの項目は、人間の心の働きを担う大脳の中で、副腎疲労に関連性のある領域のうち、どの領域が特にストレスを感じているかを調べるものです。

↓理性や高度な精神性を担う「前頭前野《ぜんとうぜんや》」にストレス

この項目は、大脳の前頭前野という領域のストレスをチェックするものです。

大脳の表面を覆《おお》う大脳皮質の中で、約30%を占めるもっとも大きい部分が前頭葉《ぜんとうよう》です。他の霊長類《れいちょうるい》と比べて、もっとも大きくなった領域でもあり、人間の特徴を表す脳ともいえます。

その前頭葉の中でも、前頭前野は理性的な判断を実行する最高中枢部です。脳のさまざまな領域から集めた情報を処理し、目標を定めて計画したり、認知して実行する機能、情動や動機づけ、創造性に関する機能など、非常に高度な精神性をつかさどる働きをしています。

たとえば、善悪を区別したり、欲望や衝動を抑えて理性的な判断を下したり、計画的に物事を進めたりできるのも、前頭前野が働いてくれるからです。

実は、人間の心、個性や性格、意識、自我といったものが、前頭葉が深く関わっているのではないかと、脳科学の研究者の間で長年にわたり考えられてきました。最新の研究では、脳の一部の領域のみが心に関わる機能を担うのではなく、脳の広範囲で連携していると考えられるようになりました。それでも、前頭葉が心に関して大きな役割を担っているのは間違いないでしょう。

＊「慢性疲労症候群」は前頭前野が萎縮⁉

さて、人の理性の最高中枢部である前頭前野が、極度のストレスを受けたらどうなるでしょうか。

物事の計画を上手く立てられなくなったり、衝動的な行動を取るようになったり、注意力が散漫になる傾向があります。これらの症状が特徴でもあるＡＤＨＤ（注意欠陥多動性障害）のお子さんには、実際**に前頭前野に問題があることが多く見受けられます。**

また、疲れも脳で感じます。

前著でも紹介しましたが、「慢性疲労症候群」の患者さんはほぼ間違いなく、副腎疲労を伴っています。日本疲労学会によると、「慢性疲労症候群」は原因不明の全身倦怠感が6カ月以上持続する病気と認識されています。

「慢性疲労症候群」の患者さんの脳を調べた調査によると、前頭前野が萎縮し、脳内のいろいろな場所で**セロトニン**や**アセチルカルニチン**といった神経伝達物質の生産が減少していたという報告がありました。疲れを感じやすくなってしまうのは、これらの神経伝達物質が十分に生産されないため、脳内の情報伝達が上手くできなくなることが要因の一つとして考えられます。

セロトニンは〝**幸せホルモン**〟とメディアなどで紹介されており、

精神を安定させるホルモンです。
アセチルカルニチンは、アセチルコリンという記憶や認知能力に関係する物質を増やすアミノ酸です。アセチルコリンが不足すると痴呆《ちほう》症状が起こることがわかっています。日本人の認知症のうち、およそ半数を占めるアルツハイマー型では、実際にアセチルコリンの減少が確認されています。そして、高齢者の方の認知症が進むと、脳全体が特に萎縮していってしまうのです。

8〜14の項目に◎、○が多い人

↓無意識の感情を左右する「大脳辺縁系《だいのうへんえんけい》」にストレス

この項目は、大脳皮質の内側にある大脳辺縁系という領域のストレスをチェックするものです。

大脳皮質の外側を占める大脳新皮質は霊長類に特徴的な新しく進化した領域であるのに対し、大脳辺縁系は古くからある領域とされています。また、大脳辺縁系は、帯状回《たいじょうかい》、脳弓《のうきゅう》、扁桃体《へんとうたい》、海馬《かいば》といった部位で構成されています。

大脳新皮質が理性や高度な精神性といった人間らしさをつかさどるのに対し、大脳辺縁系は、本能や無意識に湧《わ》く原始的な感情や自律神経の活動などに関わっています。

大脳辺縁系は「感情のフィルター」とか、「感情のメガネ」とたとえることができます。感情というフィルターやメガネを通して、よい方向に色付けできると、ますます意欲的にがんばったり、物事をどんどん吸収して記憶したり、幸福感を感じたりすることができます。

大脳のこの領域は、人の情動を方向付ける働きがあるといえます。

記憶は、一生懸命、暗記したりして意識的にするものと思いがちですが、好きなことは自然に覚えられたりするでしょう。逆に、嫌なこと、苦手なことは時間をかけて頭につめこんでもなかなか記憶できません。つまり、ポジティブに物事が見えるメガネをかけていると、すぐに記憶できるのは、大脳辺縁系という原始的な脳の働きなのです。

＊うつ症状・記憶力や思考力低下・「ブレインフォグ」は、大脳辺縁系に問題

逆に、大脳辺縁系にストレスがかかると、ネガティブな感情のフィルターやメガネをかけている状態になり、「何をやっても楽しくない」「自分はダメな人間」と無力感に襲われてしまいます。

つまり、大脳辺縁系に強いストレスを慢性的に感じていると、うつ症状が出やすくなります。

年齢的にはまだ若いのに、物忘れがひどくなったり、記憶力が低下したり、頭がボーッとして物事を筋道立てて考えられなくなってしまう症状があります。これは**「ブレインフォグ」**といって脳に霧がかか

脳の領域とストレスの関係

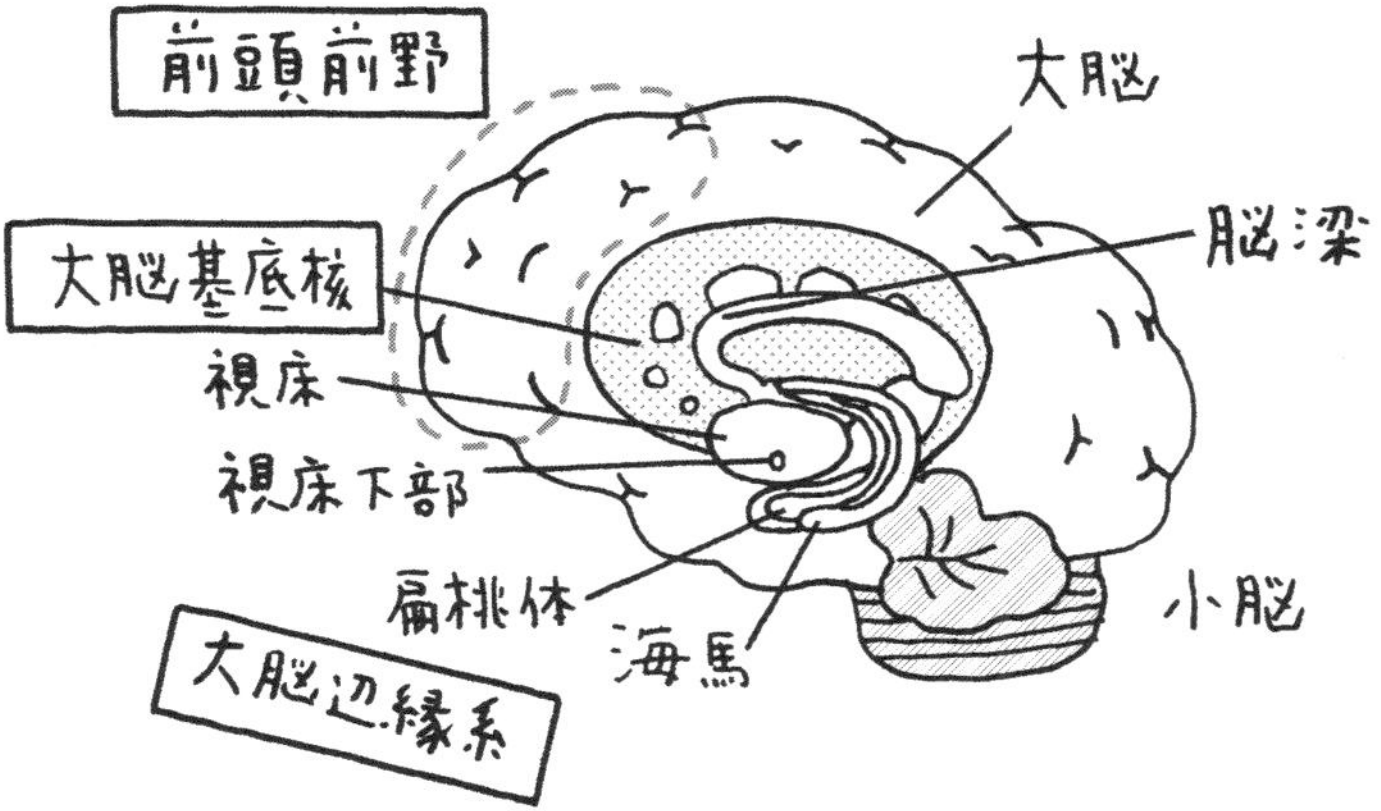
前頭前野
大脳
脳梁
大脳基底核
視床
視床下部
扁桃体
海馬
小脳
大脳辺縁系

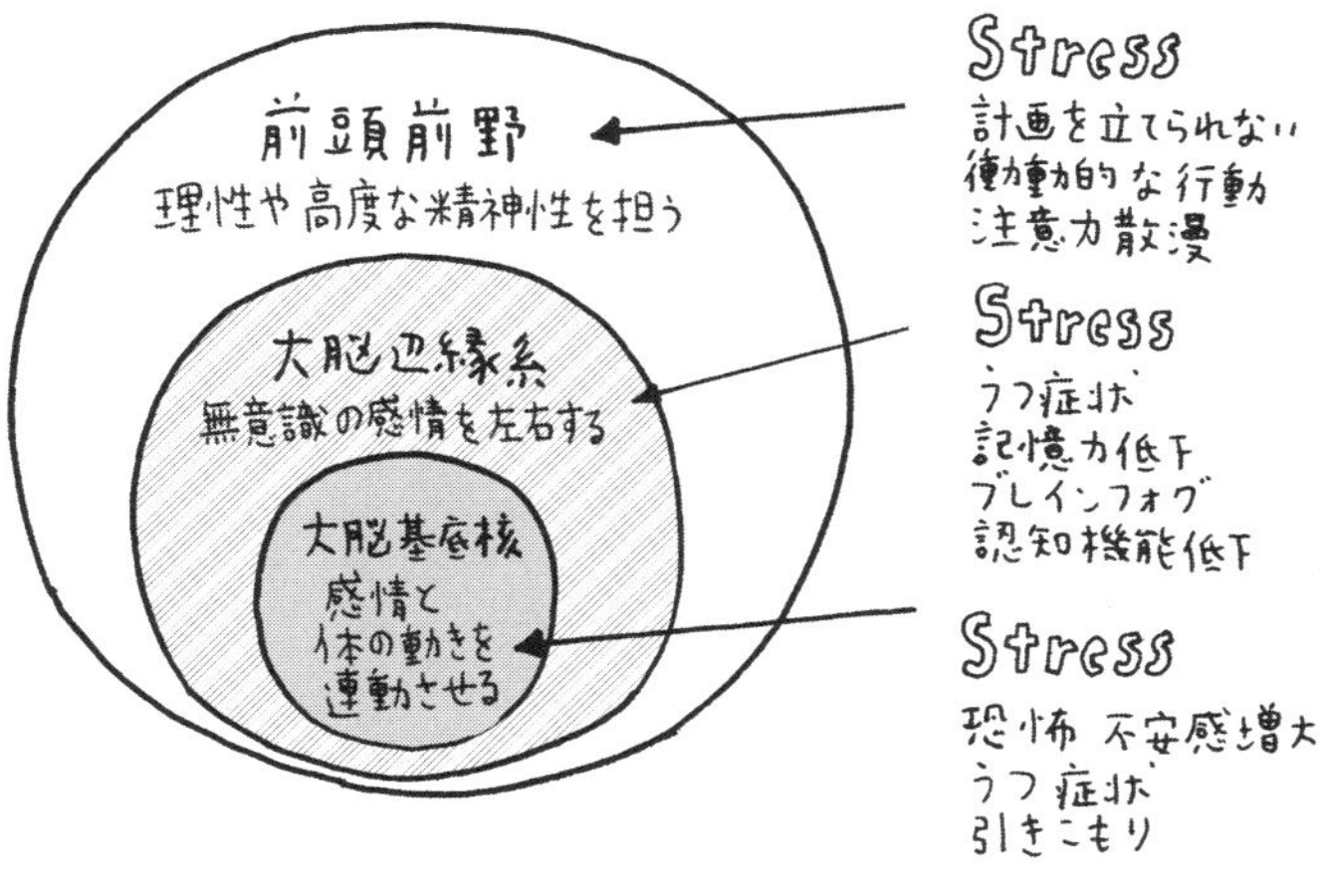
前頭前野
理性や高度な精神性を担う
大脳辺縁系
無意識の感情を左右する
大脳基底核
感情と
体の動きを
連動させる
Stress
計画を立てられない
衝動的な行動
注意力散漫
Stress
うつ症状
記憶力低下
ブレインフォグ
認知機能低下
Stress
恐怖 不安感増大
うつ症状
引きこもり

ったような状態になってしまい、認知機能が下がってしまうのです。「ブレインフォグ」は、大脳辺縁系に強いストレスを受け、海馬と呼ばれる日常的な物事の記憶や学習に関わる部位の働きが鈍《にぶ》ってしまうために起こると考えられています。

そして、「ブレインフォグ」の症状がある人は、重度の副腎疲労に陥っている可能性が高いのです。

私たちのクリニックの「副腎疲労外来」にも、「朝食を食べたかどうか思い出せない」「読み終えたばかりの書類に何が書いてあったかわからない」といった状態の患者さんが何人も訪れます。中学生でさえ、受験勉強や親の過剰な期待、睡眠不足などがストレスになって、「ブレインフォグ」に陥ってしまうのです。

夫の龍介も副腎疲労を患っていたとき、記憶が〝飛んで〟しまうことが幾度となくありました。ウィルソン博士が3~4時間かけて行ってくれた治療さえ、まったく記憶にないということもありました。

これは副腎がストレスに対応しようと働き過ぎ、脳の記憶をつかさどる海馬の機能を阻害《そがい》している状態だからです。

日常的に過度のストレスに晒されている生活を続けていると、副腎がそのストレスに対処するためのホルモン、コルチゾールを出し続けます。**コルチゾールの量がどんどん増えていくと、海馬を傷つけることになり、認知機能が低くなってしまうのです。**

なお、「ブレインフォグ」は前述した高齢者に多い認知症とは区別され、あくまで一時的、あるいは一定期間、認知能力が著しく衰えてしまう症状です。

また、大脳辺縁系は、女性ホルモンのエストロゲンの受容体（レセプター）も多い領域です。月経困難症やＰＭＳ（月経前症候群）などの不調で、〝ブルーな気分〟になってしまうのも、大脳辺縁系にストレスがかかっているからなのですね。

↓感情と体の動きを連動させる「大脳基底核《きていかく》」にストレス

この項目は、大脳辺縁系よりもさらに深いところにある、大脳基底核という領域のストレスをチェックするものです。

大脳皮質と脳幹をつなぐ部位には、神経核と呼ばれる神経細胞が集まっている場所があります。この部位が大脳基底核で、情報伝達の中継点や分岐点となり、顔の表情や体の動きをコントロールし、感情と動きを連動させる役割を担っています。

また、この部分は快感や意欲にも関わっています。

誰かに怒鳴られたり、突然、大きな音がすると、ビクッとすることはよくあるでしょう。そんなとき、ビクッとするだけでなく、緊張して体が動かなくなってしまうという人は、大脳の奥深くのこの領域に問題があるかもしれません。

このような人は、ときには恐怖を感じるような不安を根底に抱えていて、この大脳基底核に大きなストレスがかかっていることが多いのです。

＊トラウマや心的外傷が根底に潜《ひそ》む

クリニックにも、ときどきそのような患者さんが訪れますが、その方たちには目の奥に悲しみを湛《たた》えているような印象があります。

何か悪いことが起きるのではないかといつも心配していたり、他の人と争うくらいなら人と関わり合いたくないといった気持ちを訴える人が多いのです。

話を伺《うかが》っていくと、幼少期の虐待経験、親しい人との死別、夫からのＤＶ（ドメスティック・ヴァイオレンス）など、トラウマや心的外傷が根底に潜んでいることも少なからずあります。

大脳基底核にストレスを受けている患者さんの場合は、抗うつ剤や抗不安薬などを処方されることがほとんどです。しかし、副腎という生命を維持するために欠かせないホルモンの生産工場が疲弊してしまっていては、薬で一時的に不安を抑えたとしても、根本的な治療にはなりません。

心的外傷を受けたことのある患者さんの治療は、非常に時間がかかることが多いのですが、やはり副腎ケアが基本であることには変わりはありません。同時に、副腎に負担をかけてしまう思考回路や脳の状態というのもサポートしていくということが大切になってきます。

心と脳のトラブルも「副腎ケア」で改善した

ここからは、心や脳の不調で悩み、私たちのクリニックを訪れた患者さんのケースをご紹介します。それぞれのケースを、前述の大脳が受けるストレスの

3つの領域と関連づけて説明しますので、参考にしてください。

どの患者さんも重度の副腎疲労を患っていましたが、副腎をぐったり疲れさせてしまう原因はそれぞれ違います。体のどこで悪さをする炎症反応が起こり、副腎を働かせ過ぎて〝過労〟状態にさせているのか。まず、突き止める必要があります。そして、体内の炎症反応を惹《ひ》き起こす要素を徐々に減らしながら、「副腎ケア」を実践していきました。

治療では、どのような状態にいる自分になりたいかという、目標をそれぞれの患者さんに定めていただいています。漠然と治したいと思うよりも、目標を決めるほうが症状を改善させる効果が上がるからです。

「副腎ケア」をしていけば、なりたい自分に近づけるのです。

実証例1　発達障害の男の子（4歳）

オモチャにしか興味を示さなかった子が、友だちと遊べるまでに成長

健太《けんた》君は一人でやっと座れるようになったのが生後8カ月。乳児期特有の喃《なん》語《ご》もあまり発声しないので、お母さんが小児科に相談にいきました。そのときは、しばらく様子をみるようにといわれましたが、1歳を過ぎても、健太君の語彙は「パパ、ママ」「ンマ（ごはん）」くらいです。

ご両親が健太君に向かって話すことも、あまり理解ができていないようでした。人の目を見ることが少なく、公園で遊んでいるときも他の子供たちに関心を示すことがありませんでした。

また、掃除機の音に過剰に反応し、かな切り声で叫んで大泣きします。不安な気持ちになることが多いようで、そんなときは自分の頭をガンガンと壁にぶ

つけたりします。

道端を歩いていても、スーパーで買い物中も、突然、わき目も振らず衝動的に走り出すので、お母さんは冷や冷やしどおしでした。

健太君は3歳のときに、発達障害と診断されました。両親はショックを受け、ネットでさまざまな情報を集め、あるサプリメントが効果的と知れば試したりしましたが、一向によくならないので、私たちのクリニックを訪れたのでした。

発達障害は、生まれつき脳の発達の仕方が他の人たちと違っているために、人とコミュニケーションを取ったり、社会へ適応するのが難しいと、一般的にいわれています。脳の研究が進んでいても、原因が明確にはわからないのが現状です。幼児の頃から症状が現れ、通常の育児では上手くいかないことがありますが、厚生労働省のホームページでは、「生まれつきの特性で、『病気』とは異なります」と説明しています。

発達障害はいくつかのタイプに分類されていて、自閉症、アスペルガー症候群、注意欠陥多動性障害（ＡＤＨＤ）、学習障害、チック障害などがあります。同じ人に、いくつかのタイプの特徴がまじりあっていることも珍しくありません。同じタイプの障害でも、個人によって現れる症状がまったく違うことが多く、個人差がとても大きいのです。

健太君の場合は、衝動的な行動を取る、気が散りやすい、人の話を聞かない、落ち着きがないといった、前頭前野に慢性的にストレスがかかっているときの症状が特徴的に現れていました。

また、お母さんとの問診で、日常的に風邪を引きやすく、鼻孔炎《びこう》と中耳炎を繰り返している、食事の量は多いほうだがなかなか太らない、便秘がちで浣腸をよく使うということがわかりました。自閉症のお子さんによく見受けられるのですが、頭囲が大きく、手足が細いという特徴もありました。

前述したように、発達障害の原因について詳細は解明されていませんが、発達障害のお子さんは体に毒素を取り込みやすいという研究が注目されています。

副腎疲労を起こすストレス源は、イライラする、ショックを受けるといった精神的な要因や過労、睡眠不足といった肉体的な要因だけではありません。化学薬品、食品添加物、重金属などの毒素を日常的に取り込む環境的な要因も、大きなストレス源となります。

たとえば、髪のカラーリング剤や整髪料、虫歯の治療で歯に詰めた充塡《じゅうてん》物、ドライクリーニングの残留溶剤、殺虫剤や消臭剤、大気汚染など、毒素はいたるところから気がつかないうちに体内に入って行きます。風邪薬でさえ、体にとっては「有害物質」となり得るのです。

体内に入ってしまった毒素は肝臓の働きで解毒され、通常は体外に排出されます。ところが、副腎が疲れているとこの働きが低下し、体内に毒素が溜《た》まりやすくなります。体内に残った毒素は炎症を体のあちこちで起こし、それがまた、副腎を疲れさせるという悪循環に陥るのです。

＊胎児の脳は、母体を通じて毒素を取り込みやすい

そして、**発達障害のお子さんは、お母さんのお腹にいるときにすでに毒素を取り込んでしまっていることが多い**ということが最近の研究でわかってきました。

妊娠中にマグロのお刺身を食べるのは控えたほうがいいという話を、妊婦さんやお母さんになった女性なら耳にしたことがあるでしょう。これはマグロなどの大型魚を妊娠中に頻繁に食べると、食物連鎖で大型魚に蓄積した水銀が母体と胎児をつなぐ臍帯《さいたい》を通して、お腹の赤ちゃんに取り込まれてしまうからです。

胎児は、血液脳関門といって脳と血液の間の物質の行き来を制限するバリアのようなものがまだ完成していない段階です。お母さんの体に入った毒素が、血液に乗ってお腹の赤ちゃんの脳にスルスルと入ってしまう状態なのです。

血液脳関門は3歳ぐらいになって、ようやくバリア機能として働くようになります。お母さんが忙しく、市販のベビーフードや粉ミルクに頼る家庭も多いと思いますが、それらは人工的に合成された栄養素や添加物がかなりの頻度で入っています。赤ちゃん用の食品だから安心とはいえないのです。

健太君のお母さんは妊娠期間中に歯の治療をし、歯に金属の充填物を詰めていました。出産後は、健太君が風邪をしょっちゅう引いていたため、抗生剤を多用していました。また、健太君に手がかかるので市販のベビーフードを日常的に使っていました。このようなことも、健太君の体内に毒素が蓄積されていった原因と考えられます。

健太君のお母さんに1週間の食事内容も含めて詳細な問診をした後、健太君の体の中のどこにアンバランスな状態があるのか、尿を採取する等して、**バイオロジカル検査**と呼ばれる生化学的状態を調べる検査を行いました。これは体内の有機酸、アミノ酸、重金属等を100以上の項目で分析するものです。

案の定、健太君は体のあちこちで炎症が起こっている状態でした。

たとえば、コルチゾールが適量分泌されないため、副腎がストレスに対処できず、疲弊している。副腎髄質《ずいしつ》から分泌される、怒りや衝動性、不安な気持ちに関わるホルモンのバランスが崩れている。腸にカンジタというカビが発生して炎症を起こしている。体のエネルギーを作りだす働きを担っている、細胞内の**ミトコンドリア**が機能障害に陥っている。

このように、体内のさまざまな個所で、問題が起こっていることが突き止められました。

衝動的な行動に走ったり、不安を抱えているのは、脳の興奮や安らぎに関わる脳内物質のドーパミン、アドレナリン、セロトニンといったホルモンのバランスが崩れるとともに、それらの代謝が悪くなっていたからです。

腸内の炎症は便秘を惹き起こし、体内に溜まった毒素が便からスムーズに出ていきません。体に入った毒素の60~80%は便と一緒に排出されるので、便秘は健康の大敵です。また、ミトコンドリアの機能障害は、筋肉がつかない細い手足と関係していると考えられました。

クリニックでの治療を始める際、健太君のお腹の調子を整えることが最優先だと判断しました。

まず、腸が問題なく動くように、細胞を活性化させる必要があります。そして、腸のカビを除去して、食べ物がきちんと消化され、栄養を吸収できるようにしなければなりません。そして、体に有害なものを出すために排泄が上手くいくようにしてあげるのです。

また、精神の安定に作用するセロトニンが生産される場所は、実は脳よりも腸でのほうが多いのです。その割合は、脳が20％、腸が80％ともいわれています。従来は、血液脳関門というバリアがあるので、腸で作られたセロトニンは脳の中には入って行かないと考えられてきました。しかし、最近の研究では、腸のセロトニンも脳で共有されているという説が有力視されています。

脳の健康のために、細胞を活性化させ、腸を整えることがいかに大切か、おわかりでしょうか。

ストレスに晒されている副腎にとって、回復するためのエネルギー源として必要な栄養素は通常の何倍にもなります。前著で繰り返しお伝えしましたが、副腎はもちろん、腸や脳の状態を整える基盤となるのが、「食べ物」なのです。治療効果を上げるために、健太君にはクリニックで処方したサプリメントも併用してもらいましたが、お母さんには食事に関して次の点に特に気をつけていただきました。

1. パン、うどん、パスタなど小麦に含まれるグルテンはアレルギーや腸の炎症を惹き起こしやすいのでやめる。
2. 乳製品に含まれるカゼインもアレルギーを誘発するのでやめる。
3. 体内から毒素を排出させるために水分をたくさん摂《と》る。デトックス効果や肝臓を養う効果のあるレモン水を飲む。
4. 神経系によく、エネルギー源ともなる青魚の脂《あぶら》、亜麻仁油《あまにゆ》、えごま油、シソ油など、オメガ3脂肪酸の豊富な油を進んで摂る。
5. 心の安定に作用するセロトニン、良質の睡眠を促《うなが》すメラトニンといったホルモンを分泌させるため、タンパク質が豊富な、鶏肉《とり》・豚肉、イワシやアジなどの魚を少量ずつ、1日数回に分けて食べる。

6．デトックス・ミネラルとされる亜鉛《あえん》のほか、抗酸化作用のあるビタミンが豊富な野菜をよく摂る。

治療を始めてから1年が経ちました。健太君の心はだんだんと成長していきました。

その成長過程には、ご両親のたいへんな努力がありました。食事療法を地道に続けるだけでなく、人とコミュニケーションが取れるようにするために毎日、〝練習〟を重ねていたのです。家族に何かしてもらったら「ありがとう」という練習をする。健太君から「ありがとう」といわれたら、「どういたしまして」と応《こた》える。宅配便の人が来たら「こんにちは」という。食事のときには、「いただきます」といって健太君も繰り返す練習をする……。

当初の健太君は人に興味を見せず、オモチャなどのものばかりに目を向けていました。ところが、今では幼稚園に通えるまでになったのです。「お友だちと楽しく遊べるようにさせてあげたい」とご両親が目標にしていた願いが叶《かな》ったのでした。

実証例2 不眠症に悩む専業主婦（43歳）

昼夜が逆転した生活が続き、主婦失格と思い込んでいたが、半年で朝、お弁当を作れるまでに改善

専業主婦の晴美《はるみ》さんは長年、不眠症に悩まされていました。床に就《つ》くのはいつも早朝で、ベッドに横になってもほとんど眠れないまま、家族が起床する朝を迎えます。夫や子供たちを仕事や学校に送り出してから、眠る状況でした。目覚めるとすでに夕方近くです。ようやく体が動くようになり、夕飯の買い出しにスーパーへ行きます。家族と一緒の夕食は、晴美さんにとっては朝食の

ようなものでした。家族が寝静まってから、食器洗いや洗濯などの家事を始めます。昼夜が完全に逆転した生活でした。

不眠症は、副腎疲労を患っている人たちに非常に多い症状です。ストレスで副腎が痛めつけられると、前述したようにストレスに対処するホルモン、コルチゾールの分泌リズムが崩れてしまいます。これが不眠を惹き起こす要因となります。

副腎の機能が正常に働いている場合、コルチゾールは体の中で常に一定量が分泌されるのではなく、24時間を通して時間ごとに分泌量が変動していくリズムをもっています。

健康な人は、朝4時から6時ぐらいにかけてコルチゾールの分泌量がどんどんと増えていき、朝8時ぐらいにピークを迎えます。その後はゆるやかに分泌量が減っていき、深夜から朝4時の間がもっとも低くなります。これをコルチゾールの**日内変動（サーカディアン・リズム）**と呼びます。

朝になるとコルチゾールの分泌量が増えていくのは、それによって目覚めが促され、もっともエネルギーを必要とする日中の活動に備えるためです。その後、午前11時頃から午後3時頃にかけて分泌量が減っていきます。夜になると、コルチゾールとバトンタッチをするように、メラトニンという脳から分泌される〝睡眠ホルモン〟が優位になり、自然に体がやすまるようなリズムになっているのです。

ところが、副腎が疲れていると、コルチゾールの分泌量が1日を通して少なくなり、リズムが崩れてしまいます。そのため、日中はエネルギーが湧かず、ずっとぼんやりしたまま。そして夜になってもコルチゾールがだらだらと分泌され、相対的に夜の分泌量が増えるので眠れなくなってしまうのです。

本来なら、日中にストレスを受けて働いてきた副腎も、夜は休む時間であるはずですが、コルチゾールの量が相対的に減らないので活動しつづけ、ますます疲れ切ってしまいます。

晴美さんの副腎も、唾液と尿の検査でコルチゾール値を調べてみると、まさにこの状態でした。コルチゾールの分泌量が1日中、横ばいで少なく、正常値

コルチゾールの分泌リズム

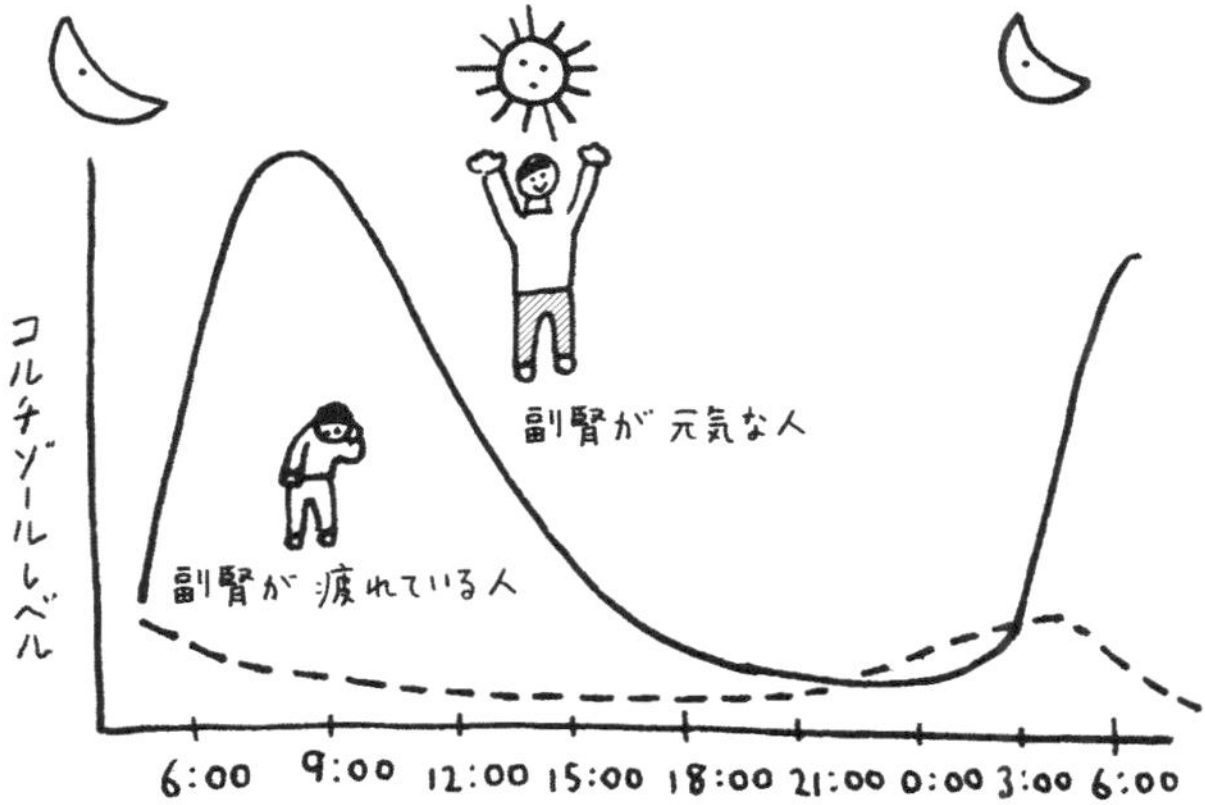

よりかなり低い数値でした。

「自分は主婦として失格だ。夜通し家事をしていても、家の中が全然片づかない。いろんなものが毎日毎日、溜まっていく」と、晴美さんは嘆いていました。けれども、それは晴美さん自身の資質ではなく、副腎が疲れ切っているからです。コルチゾールが適正な量、分泌されていないわけですから、テキパキ動けないのは当然です。

*「リフレーミング」で心の毒素を抜く

晴美さんに脳のストレス度をチェックしてもらうと、大脳辺縁系の項目すべてに、◎か○がついていました。「仕事をしていないのに、家事もきちんとこなせない」「自分は価値がない人間」と思い込み、自尊心がとても低いのです。

自分はダメだと自分に投げかけることがストレスとなって副腎にも伝わり、副腎髄質から分泌されるアドレナリン、ノルアドレナリン、ドーパミンといった興奮作用を促すホルモンが増えることになります。これらのホルモンをまとめて**カテコラミン**というのですが、カテコラミン過剰になると、不安、不眠という症状を惹き起こしてしまうのです。

副腎は女性の体の中で唯一、男性ホルモンである**テストステロン**を生産する臓器です。晴美さんのテストステロン値を調べたところ、異常に低いことがわかりました。テストステロンの分泌量が足りないと、自尊心の低下を招くことが解明されています。ほかに、不安感の増大、記憶力や柔軟性の低下、体重増加、皮膚の乾燥、髪の毛が抜けるなどの症状が現れます。

晴美さんの場合、歯の治療をしてから調子が何となく悪くなったということでしたので、まず、歯に詰めた金属を除去する治療を始めてもらいました。そして、心と脳の健康を整える食事療法（第4章参照）をできる範囲で続けてもらいました。

さらに、「リフレーミング」といって、自分の物事の捉え方を今までと変えてみることを提案しました。晴美さんは「専業主婦だから、家事ぐらいはきっちりやるべき」というように、いつも「〜すべき」と考えがちでした。それを、**「今日は60%できたから、これで十分」と、自分のしたことに肯定的な評価を与えていくようにしたのです。**

専業主婦の人は、家族以外の人と話す機会がない日も多いものです。そうすると、自分に問いかけるネガティブな言葉が頭の中で回りつづけてしまい、気が滅入《めい》ってしまうこともしばしばです。ですので、たとえば「自分は意志が弱い」といった自分を否定するような心の声が出てきたら、意識的に「でも、それは柔軟性があるということだから」と、肯定的な言葉に置き換えてみてください。

晴美さんは、約半年の治療期間を経て、別人のように明るくなりました。見た目もスリムになり、パサパサしていた髪の毛もつややかになりました。副腎疲労を患っているときはお弁当作りなど気力がなくてできなかったのですが、元々料理好きだった晴美さん、今では毎朝早起きして夫と子供のために腕を振るっているそうです。何より家族に笑顔が戻ったのが嬉しいと言っていました。

実証例3 パニック障害の主婦（50歳）

外出恐怖症で抗うつ剤も常用していたが、ショッピングや映画を楽しめるようになる

真千子《まちこ》さんは原因不明のパニック障害を患っていました。

いくつかの病院で治療を受けてきましたが、たいてい、脳のセロトニンの濃度を上げる薬や抗うつ剤を処方され、それを服用しつづけているうちに、ますます症状が悪化してしまうという繰り返しだったそうです。

最初にパニックが襲ったのは、1年ほど前、スーパーのレジで並んでいるときでした。だんだんと心臓がドキドキしはじめ、息苦しくなり、冷や汗が噴き出してきました。「このまま倒れて死んでしまうのではないか」と、うずくまってじっとしていると、しばらくして落ち着いてきました。

それ以来、レジに並ぶ行列を目にするだけでパニック発作が起きるようにな

りました。買い物に行こうとしても、また発作が起きたらどうしようと考えてしまいます。大勢の人がいるところに行くのが怖い、外出するのが怖いという恐怖心が膨《ふく》らんで、家から一歩も出ることができないこともあります。夫が仕事帰りに買い物をしてくれるまでは、冷蔵庫の中身が空っぽという日もありました。

真千子さんの脳の状態を確認すると、大脳辺縁系、大脳基底核の双方にストレスがかかっている状態でした。

パニック障害が悪化すると、人前に出るのが怖くて引きこもるようになり、普通の日常生活が送れなくなってしまいます。さらに悪化すると、うつ病を併発することもあります。

パニック障害は、不安障害という脳疾患の一つに分類され、100人のうち2~3人は罹るといわれています。けっして珍しい疾患ではありません。

起こる理由は、はっきりとはわかっていませんが、不安や恐怖といった原始的な感情をつかさどる大脳辺縁系でセロトニンの分泌異常が起こっていることが一つの原因とされています。

真千子さんは突如、感情が高ぶったり、落ち込むことも多いと言っていました。感情の起伏が激しくなるのは、副腎疲労を患っている人に多い特徴です。度重なるストレスを脳が受け、そのストレスに対処しようと副腎からコルチゾールが多量に分泌されると、感情が不安定になり、不安やパニックを惹き起こしやすくなるのです。

また、生命の維持のためにコルチゾールが優位に生産されるようになると、性ホルモンは逆に減少することがわかっています。真千子さんはちょうど更年期に当たる年代ですが、更年期障害がひどくなったのも、副腎疲労のために女性ホルモンのバランスが急激に崩れてしまったためと考えられます。

さらに、真千子さんの場合も、副腎髄質から分泌されるカテコラミンの分泌量が高くなっていることがわかりました。**このホルモンの数値が高いと、血圧の上昇、心拍数の増加、不安感の増大、パニック障害を招きやすくなります。**

＊ビタミンB群と青魚の脂が決め手

パニック発作を起こしてから、真千子さんはスーパーに行けなくなってしまったため、一人のときは家に常備しているインスタント食品や食パン、乾麺などをよく食べるようになったと言います。空腹時にスナック菓子をつまむことも多くなりました。

どれも、腸の中のカビを増やして炎症を起こすものばかりです。当然、便秘もひどくなります。

真千子さんの家族にも食事療法の協力をお願いし、小麦（グルテン）と乳製品（カゼイン）の摂取をまずやめてもらいました。そして、偏《かたよ》った食事で腸の善玉菌、悪玉菌のバランスが崩れ、便秘が悪化していたので、乳酸菌を摂ってもらうようにしました。

便通がよくなってきた段階で、ビタミンB群が豊富な青菜類や豚肉、青魚をまめに食べて、しっかり摂るようにしました。

副腎疲労に罹っているときは、体の中でビタミンB群が足りない状態にあります。というのは、副腎がホルモンを生産する際、ビタミンB群がその生産回路の要所、要所で必要になってくるからです。

腸内環境がいいときは、ビタミンB群を自分の腸で作りだすことができます。しかし、副腎疲労のときは、ビタミンB群は体のいろいろなところで必要とされる栄養素なので、あっという間に消費され、枯渇状態になりがちなのです。

また、肝臓が解毒作用を働かせるときも、大量のビタミンB群を必要とします。ビタミンB群が足りないと、肝臓の機能も低下してしまいます。

ところで、ビタミンB群の摂り方にはルールがあります。エネルギーの元になるタンパク質や糖質を食べてから、ビタミンB群を摂るようにするのです。ビタミンB群はエネルギー代謝に必要な栄養素なので、空腹時に摂っても役割を果たせないからです。

なお、ビタミンB群は、豚肉や魚、味噌、卵、貝類、胚芽米《はいが》や玄米、青菜、ニンニク、バナナ、ナッツ類に豊富に含まれています。真千子さんには、豚肉と胚芽米を口にしてから、野菜や貝のお味噌汁をいただくという食事案などを提案しました。豚のひき肉と玄米のインド風カレーなども、おすすめのメニューです。

脳の健康には、亜麻仁油などのオメガ3脂肪酸がいいと前述しました。オメガ3の中でもイワシやサバなどの青魚の脂に含まれるＤＨＡ（ドコサヘキサエン酸）は、神経系や脳の働きをサポートし、セロトニンの生産を促すので、不安感が募りやすい人は進んで摂るとよいでしょう。

当初、真千子さんが回復するのには、1年以上かかるのではないかと考えていましたが、数カ月で外出できるほど、調子を取り戻しました。最近では、娘さんと一緒に、大勢の人たちが集まるショッピングモールや映画館にも行けるようになったと、笑顔で報告してくれました。

第2章

副腎の「ホルモン力」が、心と脳を整える

「心の問題」ではなく「副腎の問題」

もしかしたらあなたは、人間関係や仕事に悩んで落ち込んでいるときに、他人から「メンタルが弱い」といわれたり、つい感情的になったときに「キレやすい性格」などといわれて、傷ついたことがあるかもしれません。

しかし、そういう状態になる本当の理由が、あなたの「心の問題」ではなく、「副腎の問題」だったとしたらどうでしょうか。

前章で、ストレスは心という漠然としたもので感じるのではなく、脳で感じるとお伝えしました。

脳がストレスをキャッチすると、副腎に「ストレスに対処せよ」と指令を出し、副腎はストレスに打ち勝つホルモンを瞬時に分泌します。ところが、副腎が疲弊した状態が続き、ホルモンが適切に分泌されないと、体だけでなく心の状態にも影響を与え、不調を来《きた》すことになります。

ストレスを感じて司令塔になるのは脳ですが、ストレスに対応する実働部隊である副腎が疲れ切っていては何の解決策も生み出せないのです。

心が元気であるためには、副腎がしっかり機能することが大前提です。副腎が元気ならば、心も脳も健康でいられるのです。

精神的につらい状況にある人は、第1ステップとして、その状況を「心の問題」と片づけるのではなく、副腎をケアしていけば回復できるのだと、「リフレーミング」して〝心の持ちよう〟を切り替えてみてください。

コルチゾールは、なぜ〝スーパーホルモン〟なのか

ここからは、副腎が作るホルモンが、どのように体の中でつながり合い、脳

に影響を与え、精神状態を左右するのか、そのメカニズムについて、お話ししていきます。

まず、副腎とはどのような臓器なのでしょう。前著で詳しく説明しましたが、念のためおさらいしてみましょう。

横隔膜《おうかくまく》の真下あたり、腎臓の上にちょこんと乗っかっているのが副腎です。その名前から腎臓の補佐的な役割をしていると思われがちですが関係はなく、副腎はホルモンを出す内分泌器官、腎臓は老廃物を尿にして体外に追い出す働きを行う、泌尿器系の臓器です。

副腎は、おまんじゅうの皮とあんこのような二層構造になっており、皮の部分が副腎皮質、あんこの部分が副腎髄質にあたります。

副腎皮質からは、脂肪酸から作られるコレステロールを原料にして、この本の主役でもあるコルチゾールのほか、若返りのホルモンと呼ばれるＤＨＥＡ（デヒドロエピアンドロステロン）やアルドステロンといった体液の調整を行うホルモンなど、「副腎皮質ホルモン」が生産・分泌されています。これら

副腎で生産される主なホルモン

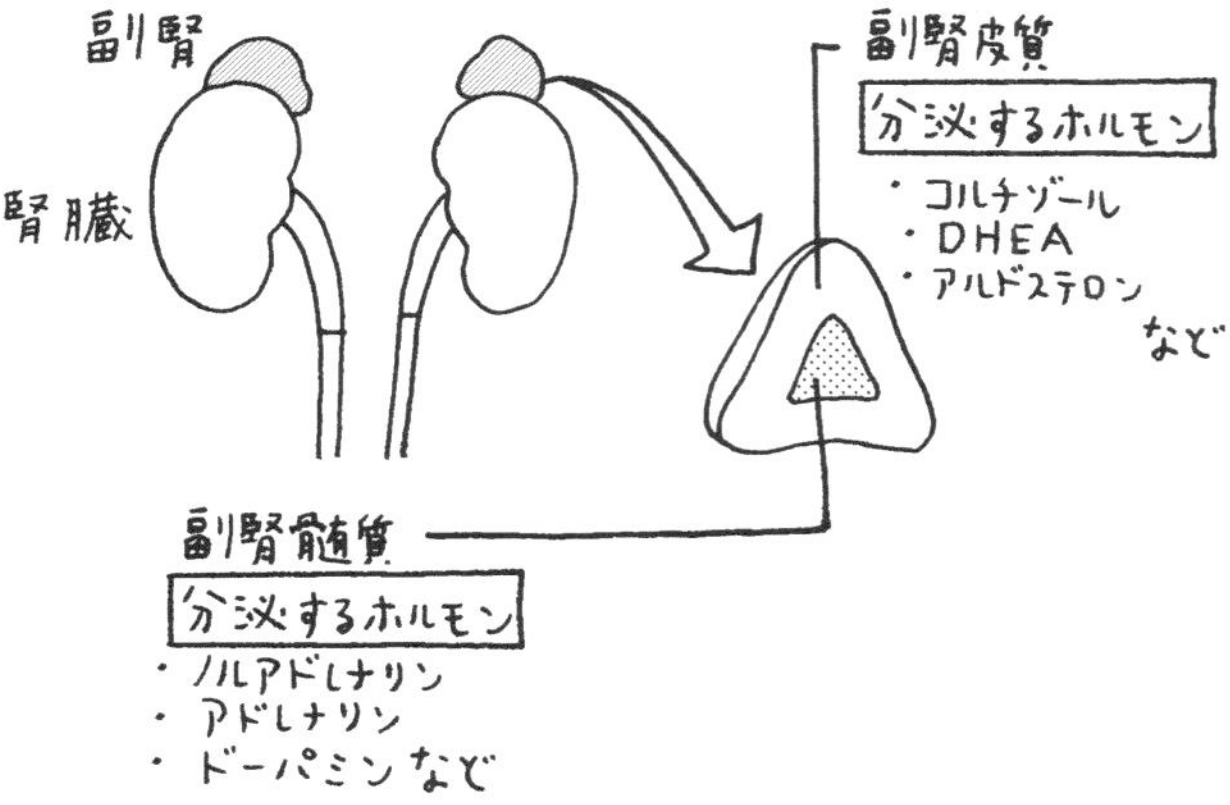

は、ステロイドホルモンとも呼ばれています。

一方、副腎髄質から生産・分泌されるのが、「副腎髄質ホルモン」。その中で、アドレナリン、ノルアドレナリン、ドーパミンはカテコラミンと総称されます。この3つは、神経伝達物質として作用し、交感神経を活発に働かせ、生理作用を調整しています。危機的な状況に対応したり、やる気や幸せな気持ちを高めたり、精神の安定に重要な働きをするホルモンです。

副腎が作りだすホルモンは50種類

以上もあり、体の中で起こる主要な生理的プロセスのすべてに影響を与えています。

中でも、コルチゾールは、血液に乗って体のすみずみに行きわたり、仕事や人間関係などの精神的なものから、疲労、アレルギー、けが、病気など肉体的なもの、大気汚染などの有害物質、騒音、酷暑など環境的なものにいたるまで、すべてのストレス源に対処しようと働いてくれます。

さらに、ストレスに応答する作用だけでなく、以下のように、八面六臂《はちめんろっぴ》の活躍を体内で行っているのです。

・脳の覚醒に関わる精神・神経系に対する作用
・タンパク質や脂肪のエネルギーへの変換作用
・細胞のエネルギー源となるブドウ糖を作りだす作用
・血糖や血圧をコントロールする作用
・炎症を抑えるなどの免疫機能調整作用
・利尿作用を促進する作用

・骨代謝に関わる作用
・ミネラル・バランスの調整作用
コルチゾールが、まさに〝スーパーホルモン〟と呼べる理由がおわかりになったでしょうか。

ホルモンはつながっている

ホルモンを生産・分泌する内分泌器官は、副腎以外にも、甲状腺《こうじょうせん》、精巣《せいそう》や卵巣といった性腺、膵臓《すいぞう》、脳の視床下部や下垂体などがあります。

そして内分泌器官から出るホルモンは、すべてつながって作用しています。

脳がストレスを感じて副腎からコルチゾールが分泌されるということを、すでに説明しました。その過程には、脳の視床下部から分泌されるホルモンの指令により、下垂体が刺激を受けてホルモンを分泌、それが副腎皮質に伝達されてコルチゾールが分泌されるという連携プレーがあるわけです。

ちょうどクモの巣の網目のように、体中に個々のホルモンのネットワークが張り巡らされ、つながっているというイメージでしょうか。

そして、すべてのホルモンの基盤となっているのが、生命の維持機能をつかさどる副腎ホルモンです。ですので、ホルモンに関わる治療には優先順位があり、副腎ホルモン↓甲状腺ホルモン↓性ホルモンという順番で行っていくのが大切です。

基盤となっている副腎をケアして、副腎ホルモンが正常に分泌されるようにならなければ、全身のホルモンバランスが総崩れになってしまうのです。甲状腺ホルモンや性ホルモンの治療から先に行っても安定した結果にならず、逆に危険な場合すらあります。

たとえば、コルチゾールの分泌に何かしら障害が起こると、甲状腺の機能を低下させてしまいます。

甲状腺はホルモンを分泌することにより、全身の代謝や各臓器の働きを活発にし、体をエネルギーで満たすアクセル役のような働きをしている内分泌器官

すべてのホルモンの土台が副腎ホルモン

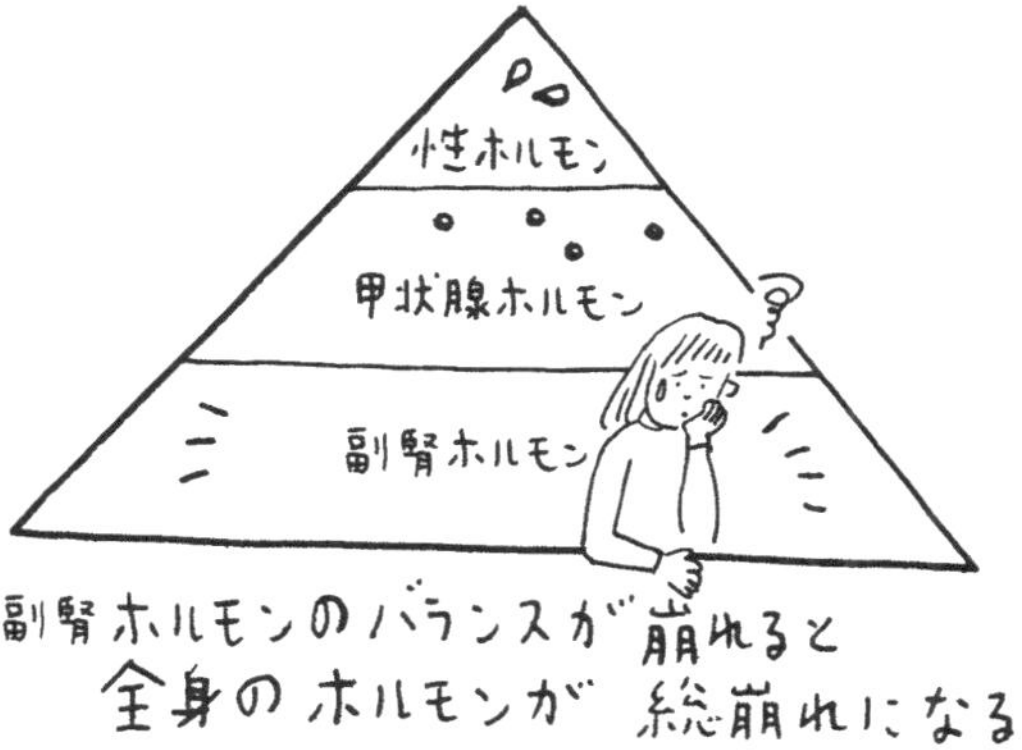
性ホルモン
甲状腺ホルモン
副腎ホルモン
副腎ホルモンのバランスが崩れると
全身のホルモンが総崩れになる

です。甲状腺の働きが鈍《にぶ》っているときに、副腎ケアをしないまま甲状腺ホルモンの補充療法を行うと、副腎はぐったりしているのに甲状腺がハイテンションで動き出します。

そうなると、弱っている副腎は、甲状腺ホルモンのハイテンションな動きに対処できず、ますます疲弊していきます。うつ症状が悪化したり、女性ホルモンのバランスが崩れて不妊に陥りやすい状況も起こってしまうのです。

最近は、不妊治療を受ける際、血液検査で甲状腺機能低下症があるかどうかを確認する医療機関も増えてきました。しかし、基盤になる副腎までは、なかなかケアしないというのが現状です。

副腎疲労は、健康診断では発見されない

ところで、どのホルモンも人によって「適量」とされる値《あたい》が異なります。その人の「適量」よりも、分泌量が多くても少なくても、体内で問題を起こすことにつながります。

また、ここでいう「適量」とは、絶対的な量ではなく、相対的な量のことです。

コルチゾールに関していえば、ストレスがかかり、体に炎症反応が起こったとき、それに対処しようとコルチゾールの分泌量が増えます。この段階で上手く炎症反応が収まるとよいのですが、さらなるストレスで炎症が次々に起こってしまうと、副腎が働きつづけ、コルチゾールを一生懸命出しつづけても、そ

コルチゾールが低下すると……

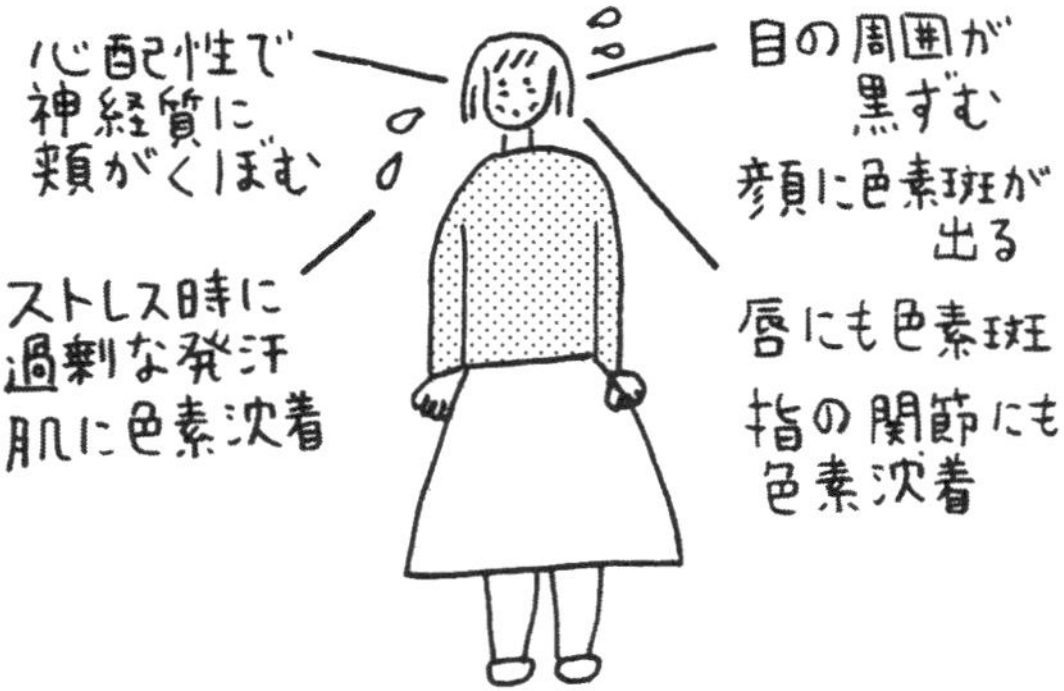
心配性で
神経質に
頬がくぼむ
目の周囲が
黒ずむ
顔に色素斑が
出る
ストレス時に
過剰な発汗
肌に色素沈着
唇にも色素斑
指の関節にも
色素沈着

コルチゾールが過剰だと……

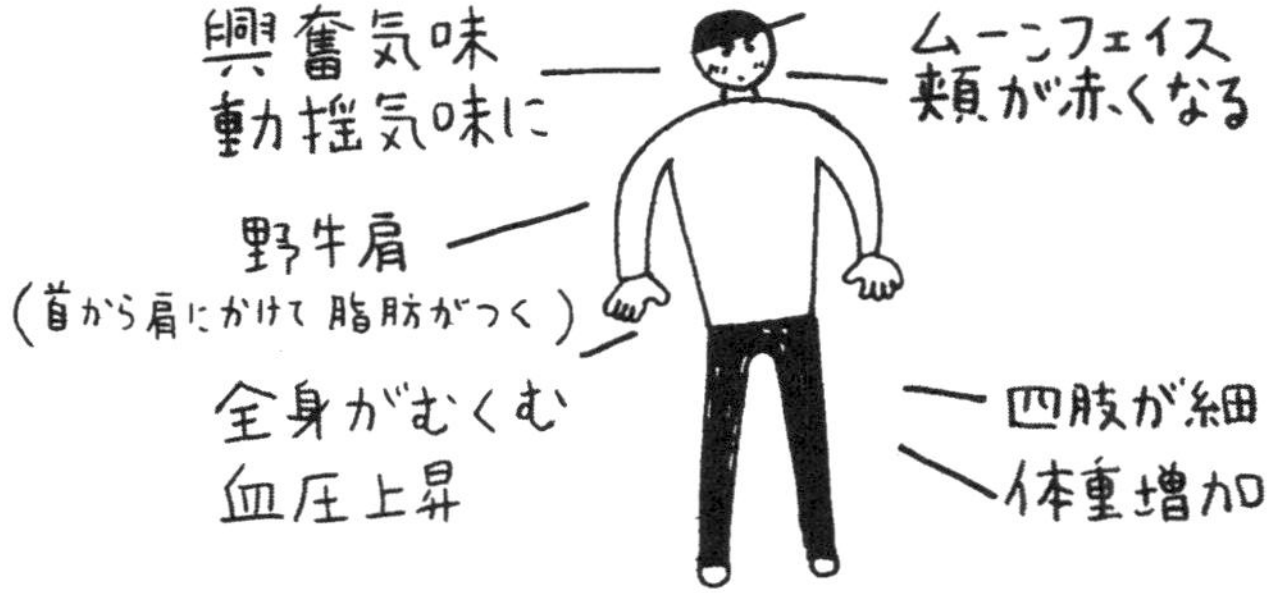
興奮気味
動揺気味に
ムーンフェイス
頬が赤くなる
野牛肩
(首から肩にかけて脂肪がつく)
全身がむくむ
血圧上昇
四肢が細い
体重増加

の量が相対的に不足してしまいます。

ついには、副腎がぐったり疲弊し、コルチゾールの分泌に限界がきて、ストレスに立ち向かえなくなってしまうのです。

このような状況下では心身にさまざまな不調が現れてきますが、副腎疲労を患っている人たちの多くは、通常のホルモン検査ではコルチゾールの数値が基準値の範囲内なので「正常」とみなされてしまいます。症状ではなく統計的な数値が基準なので、副腎の機能レベルの「個人差」という、重要な要因が考慮されていないのです。これが、副腎疲労が病気ではないとされてしまう所以《ゆえん》です。

コルチゾールが基準値内の同じ分泌量であっても、ある人にとってはコルチゾールが枯渇している、別の人にとっては分泌過剰になっている、ということがあるのです。どちらの場合も、副腎に負担をかけている状態です。このように、コルチゾールの分泌量が適量かどうかは、相対的に見極めなければなりません。

ちなみに、コルチゾールの分泌量が基準値外の「異常値」を示す場合は、病気の疑いがあります。

コルチゾールの分泌量が極端に低く、副腎の機能が重度に低下しているのは、**アジソン病**という自己免疫疾患です。逆に、ホルモン過剰により、ムーンフェイスのように顔がむくむ、お腹や肩甲骨付近に異様に脂肪が沈着するといった症状が現れるのが**クッシング症候群**です。

セックスレスも「副腎の問題」

さて、副腎から分泌される他の主なホルモンについても、もう少し詳しく説明していきましょう。

まず、副腎の外側の皮の部分、副腎皮質からは、〝若返りのホルモン〟と紹介したDHEAが分泌されます。DHEAは、ストレス反応、免疫機能の増強、コレステロールを減らす作用、血栓《けっせん》予防、脳機能の改善などに関わっています。

ＤＨＥＡは、マザーズホルモンともいわれています。なぜかというと、副腎から分泌されたＤＨＥＡは、血液に乗って運ばれ、細胞に浸透していき、性別にかかわらず、男性ホルモンのテストステロン、その後、女性ホルモンのエストロゲンに変化していく〝ホルモンの母〟だからです。

男性ホルモンは精巣で、女性ホルモンは卵巣で作られることは、ご存じかと思いますが、副腎は性ホルモンを生み出す第２の生産地といえます。そして、副腎は男性にとって唯一の女性ホルモンの生産地、女性にとっては唯一の男性ホルモンの生産地となります。

つまり、自分の性別とは異なるホルモンを生成するのが、副腎特有の役割です。

実はセックスレスと副腎疲労の間にも、密接な関係があります。

というのは、男女ともに性欲を高めるのは男性ホルモンなのですが、副腎機能が低下すると男性ホルモンが不足してしまうからです。

副腎が健康ならば、コレステロールからコルチゾールが作られ、残りのコレステロールは別のルートを辿《たど》ってDHEA生産のために流れて行きます。そして、DHEAは男性ホルモンへと変化します。

ところが、ストレスを強く受けていると、コルチゾールは生きて行くために不可欠なホルモンなので、DHEAの生産よりも優先されます。副腎疲労が重症になるほど、コレステロールからコルチゾールを大量に作らなければならない状態が続き、DHEAの生産へと流れて行くコレステロールのルートが遮断《しゃだん》されてしまいます。

そのため、男性にとっては精巣でしか男性ホルモンを作れなくなり、また、女性にとっては男性ホルモンを作ることができなくなり、男女ともに性欲が低下する現象が生じるのです。

なお、DHEAは〝若返りのホルモン〟〝ホルモンの母〟だからといって、多ければいいというものではありません。DHEAの値が高くても副腎疲労の場合があります。ホルモンの分泌量は「適量」であることで、絶妙なバランスが維持されているのです。

性ホルモンが減少すると、認知機能も低下

第1章で、記憶力が低下したり、頭がボーッとして物事を筋道立てて考えられなくなる「ブレインフォグ」に陥るのは、大脳辺縁系に強いストレスを受けて認知機能が低下してしまっているからだと、お話ししました。

脳がストレスを受け、副腎がそれに対処しようとコルチゾールを出し続けると、脳の記憶をつかさどる海馬の機能が抑制されてしまうわけですね。

実は、性ホルモンの分泌が低下することによっても、認知機能は抑制されます。特に、副腎の機能が低下している時期と更年期が重なると、副腎から生み出される男性ホルモン、女性ホルモンまでが減少するので、更年期障害がひどくなるとともに、認知機能が下がることがあるのです。

女性の更年期では卵巣機能が衰え、卵巣から分泌される女性ホルモンの一

つ、エストロゲンが減少することにより、ホルモンバランスが乱れ、さまざまな不調が現れます。

脳の視床下部→下垂体という経路で、卵巣に「女性ホルモンを作って」と指令しても、「もう年齢的に無理。副腎にお願いして」となるわけです。ところが、副腎がぐったり疲れていると、「コルチゾールを作るので手一杯。もう限界で、女性ホルモンまで作れない」と手の打ちようがなくなってしまいます。

閉経後、性腺である卵巣に代わり、副腎は性ホルモンの主要な生産地になります。ですから、副腎をサポートすることで、閉経後の更年期のトラブルをかなり抑えることができるのです。

副腎のホルモンはすべてのホルモンを支える基盤となっていますから、副腎疲労は性ホルモンにも影響を与えているわけです。

〝戦うホルモン〟〝怒りのホルモン〟

次は、副腎の内部、おまんじゅうでいうなら「あんこ」の部分に位置する副腎髄質のホルモンです。

副腎髄質は交感神経と連携しながら、ストレスに対抗するためのアクセルの役割を担い、生理作用を調整しています。交感神経は、活発な行動を行うときに活性化する自律神経の一つです。

前著でも説明しましたが、副腎髄質で生産・分泌される有名なホルモンは、〝戦うホルモン〟アドレナリンです。興奮すると、血圧を上昇させるホルモンですね。アドレナリンには、血糖量を高める作用もあります。

副腎は英語名で表すとアドレナル・グランド（Adrenal Gland）ですが、その由来は「アドレナリンの分泌腺」ということだったのです。

2つめは、ノルアドレナリンというアドレナリンに変わる前段階のホルモン

“3人”の副腎髄質ホルモンたち

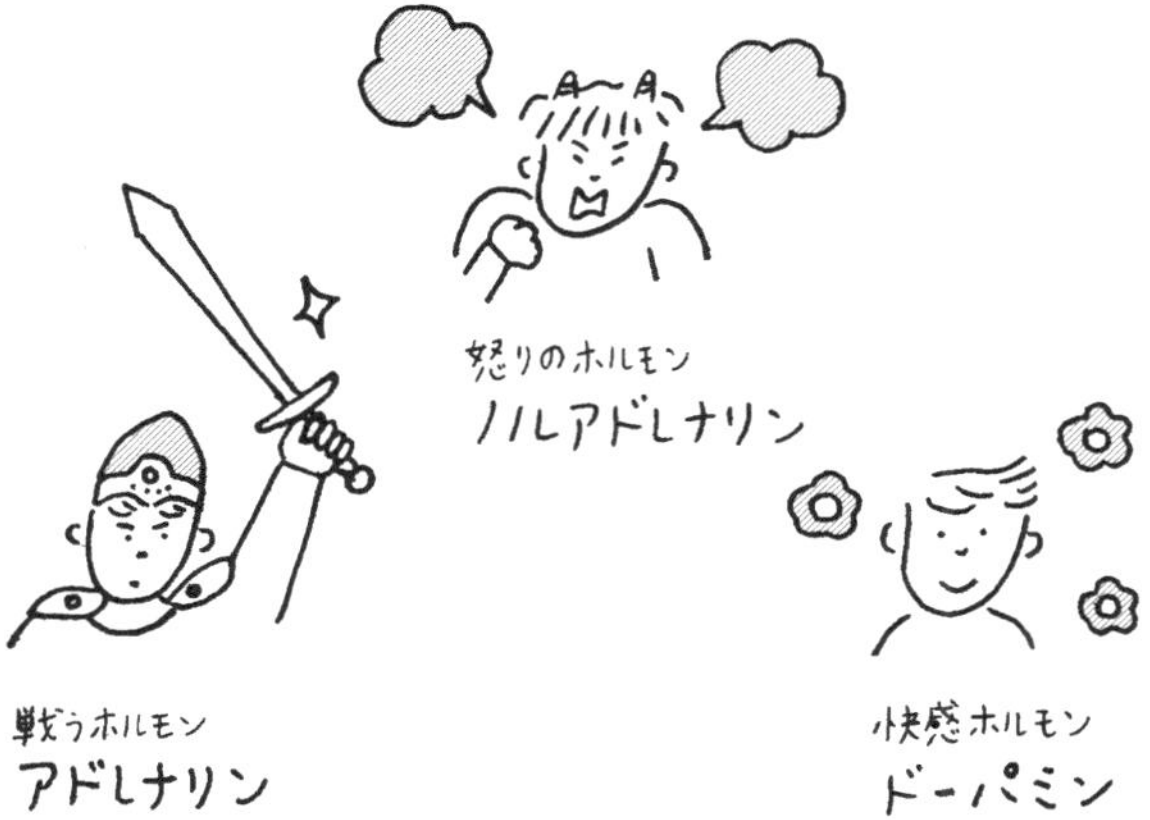
怒りのホルモン
ノルアドレナリン
戦うホルモン
アドレナリン
快感ホルモン
ドーパミン

です。〝怒りのホルモン〟と名付けられ、激しい感情や肉体的に過酷な運動などで、急激なストレスを感じたときに分泌されます。

このホルモンは、心拍数や血圧を上昇させて、覚醒、集中、判断力の向上、痛みを遮蔽《しゃへい》するなどの効果を発揮します。生存本能の源泉をつかさどるホルモンといえます。

また、アドレナリンは副腎髄質だけで分泌されますが、ノルアドレナリンは副腎髄質のほか、交感神経系の末端でも分泌されます。

2つのホルモンの違いを簡単にい

うなら、〝戦うホルモン〟アドレナリンは、主に体組織に作用して運動能力を高めるのに対し、〝怒りのホルモン〟ノルアドレナリンは、精神に作用して感情を高ぶらせるということです。

ノルアドレナリンとアドレナリンは、生命の危機や不安、恐怖、怒りなどに晒されたとき、ストレスに対する初期段階の反応として作用します。〝闘争か逃走か〟という決断を直《ただ》ちに下し、極限下の状況でも対応できるようにしているのです。

「火事場の馬鹿力」のような〝超人力〟を発揮できるのも、この2つのホルモンが連携するおかげです。

ドーパミンが「やる気スイッチ」をオンにする

お腹が空《す》いているときに美味《おい》しいものを食べて満腹感を得ると、幸せな気分になりますよね。こんなときに分泌されているのが、副腎髄質ホルモンの3つめ、〝快感ホルモン〟のドーパミンです。

食欲を満たすと、脳は生命維持に必要な良いことが起きたと判断して、ドーパミンを放出します。このときドーパミンは〝快感〟という情報を、神経を通じて伝達する神経伝達物質として働きます。

他人からほめられたり、感動したりするときに、いい気分になるのも、ドーパミンが分泌されて神経物質として作用し、快感を得ているからです。人は、快感という「報酬」を繰り返し得ようと意欲が湧き、時間を忘れて勉強したり、好きなことに没頭したりします。より良い記録や成功を目指し、努力するのもドーパミンのおかげなのです。

ですから、ドーパミンは意欲を生み出すホルモンともいえます。

勉強にしても、好きな教科は意欲を持って学習できるので成績が伸びるでしょう。逆に嫌いな教科は、やる気が起きず苦手なままということがあります。

けれども、苦手な教科をがんばって勉強し、いい成績を取ることができたら、やりがいや達成感という「報酬」を得ることになり、ドーパミンが放出されます。努力は無駄にならないのですね。

子供の学習意欲を高めたいのなら、子供ががんばったときに親は「ほめる」「認める」と行為で子供をいい気分にしてあげましょう。ドーパミンを放出させ、「やる気スイッチ」をオンにしてあげることをおすすめします。

なぜスマホやギャンブルをやめられない!?

ホルモンの分泌量は、その人にとっての適量値があるということをお伝えしました。副腎髄質ホルモンであるカテコラミンも、適正な分泌量より多すぎても少なすぎても問題を起こします。

わかりやすい例を挙げると、先ほどお話しした〝快感〟や〝意欲〟を生み出すホルモン、ドーパミンです。

ドーパミンが分泌されると気分がよくなり、やる気が出るからといって、分泌量が多ければいいというものではありません。過剰に分泌されると、脳が極度に興奮してイライラするだけでなく、不安感が増大したり、不眠症を患うことがあります。

第1章の患者さん（主婦・50歳）の例のように、パニック障害を起こす要因の一つが、ドーパミンも含めたカテコラミンの過剰分泌です。

副腎疲労の人は、コルチゾールを分泌する副腎皮質だけでなく、副腎髄質のほうも常に刺激されて、副腎全体が非常にセンシティブになっています。そのため、ちょっとした刺激でカテコラミンが出やすいのです。

また、脚の内部に不快な異常感覚や痛みを覚える「むずむず脚症候群」、幻覚や幻聴の症状を伴う統合失調症、不安や不快な考えに憑《よ》りつかれてしまう強迫神経症も、ドーパミンの過剰分泌が原因と考えられています。

逆に、分泌量が足りないと依存症に陥る危険性があります。

ドーパミンが放出されると快感を伴うため、それを繰り返し得たいという欲求が生まれるのは自然な反応です。ところが、ドーパミンの分泌量がその人の適量値より低いと、ドーパミンへの渇望が起き、分泌量を急激に上昇させせようとします。

その手っ取り早い方法が、〝快感〟という刺激を即座に脳に与える、ギャンブル、スマホ、ゲーム、アルコール、買い物といった依存性の高い行動に没頭することです。

しかし、ドーパミンの分泌量が増えても、それは一時的なので、再び〝快感〟を求めて衝動に走ってしまいます。これが依存症という罠《わな》にはまってしまう理由です。

女性に過食症が多い理由

過食症も、この原理で説明できます。食べることとは、手軽にドーパミンを分泌させ、快感を得ることのできる行為だからです。

女性に過食症が多いのは、日ごろからダイエットに励み、食に対する欲求を抑え込むことが多いからだという説があります。そのため、ストレスが溜まり続け、ドーパミンが枯渇し、ある日、衝動を抑えきれなくなって食べ続けてしまうのです。

第1章で、心の司令塔である脳がストレスを受ける主な場所として、3つの大脳の領域を挙げました。理性的な判断や衝動の抑制に関わる前頭前野、無意識の感情を左右し、記憶の中枢でもある大脳辺縁系、感情と体の動きを連動させ、快楽に関わる大脳基底核ですね。

脳科学者・精神科医のダニエル・G・エイメン博士によると、健康な脳の自己統制回路では、前頭前野が強く働き、ドーパミンがちょうどいい具合に分泌され、大脳辺縁系、大脳基底核の情動回路のバランスが良い状態になっているそうです。前頭前野の機能が良好であれば、理性的な判断や感情を適切にセルフコントロールできるのです。

ところが、前頭前野の働きが弱いと、衝動を抑えるブレーキが利かなくなり、セルフコントロールの回路が機能しないので、依存症に陥ってしまいます。

ドーパミンの分泌レベルの低下は、ADHD（注意欠陥多動性障害）やパーキンソン病にも関わっていると考えられています。また、ドーパミンの不足は、ドーパミンから作られるノルアドレナリン、ノルアドレナリンから作られるアドレナリンの不足にもつながります。

楽しいことに夢中になっていて、つい食事を摂るのを忘れていたという経験は、誰にでもあるかと思います。ドーパミンと脳内の領域のバランスが取れていれば、何かに集中して活発な精神活動をすることができ、食べる欲求が収まって空腹を感じないのです。

そうであるなら、無茶なダイエットをするよりも、自分が夢中になって打ち込める趣味やスポーツに時間を使ったほうが、よっぽどダイエット効果があるかもしれませんね。

「キレる暴走老人」と副腎の関係

ひと昔前までは、人生経験を重ねたお年寄りは、ちょっとした物事には動じず、柔和で達観したイメージがありました。ところが最近は、些細《ささい》なことで怒鳴り散らしたり、暴行に走る高齢者が増えています。子供の声がうるさいと保育園にクレームをつけたり、公共の場所で喫煙しているのを注意されると逆上して暴力をふるうといった、高齢者のニュースが後を絶ちません。

また、独り暮らしのお年寄りが、人との交流を断ち、外出しなくなるといった高齢者の「引きこもり」も社会問題となっています。

高齢者のこのような問題も、私たちは副腎機能の低下と関係があると考えています。

副腎が疲弊してストレスに対処するホルモンが適切に分泌されなくなると、理性的な判断をつかさどる脳の前頭前野の働きが衰えます。脳内のカテコラミンの量が減っているので、その量を一気に上げるために、怒りを爆発させたり、衝動的な行動に走ってしまうわけです。

そのような「キレる」行動で一時的にはカテコラミンの量が増えますが、副腎がきちんと機能していないので、カテコラミンが枯渇した状態に再び戻って

カテコラミンは多くても少なくてもダメ

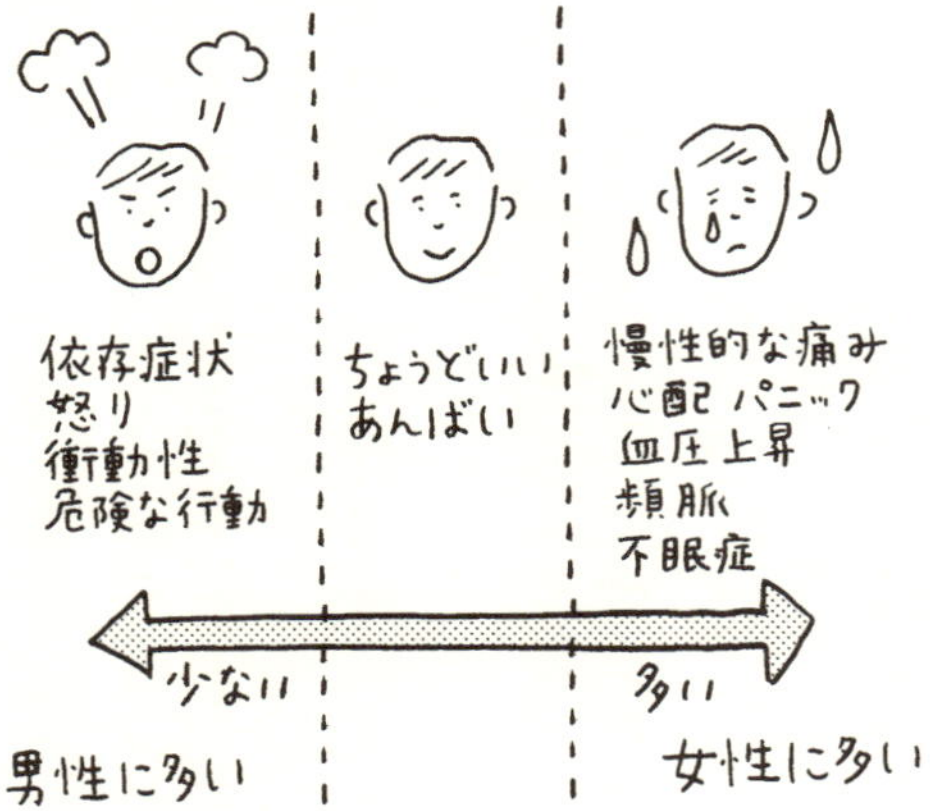

しまいます。そのため、何か些細なストレスを感じると、再びカテコラミンを増やそうと衝動的な言動を取ってしまうのです。

さらに副腎疲労が進行してコルチゾールの分泌が低レベルになると、副腎がストレスに対処できないような手一杯の状態になります。人と会うのが億劫《おっくう》になる、何をするのも面倒になるといった**「引きこもり」は、副腎が外界からのストレスを遮断するための防衛反応といえます。**

また、副腎疲労の人は栄養素のビタミンB群が欠乏していることで、キレやすくなってしまいます。ビタミンB群の種類について詳しくは次章で説明しますが、副腎が正常に機能してコルチゾールをはじめとするホルモンを生産したり、体のエネルギーを作りだしたりするには、ビタミンB群が不可欠なのです。

重要な栄養素であるビタミンB群が欠乏すると、音や光に対する感覚が過敏になり、たとえば普通の人なら気にならないような騒音でも癇《かん》に障《さわ》るようになってしまいます。

環境ホルモンがホルモンバランスを崩す

それぞれのホルモンは、分泌量が多すぎても、少なすぎてもダメ、「ちょうどいいあんばい」が大事なことを、おわかりいただけたかと思います。

ところで、「ちょうどいいあんばい」のホルモンバランスを阻害する要因の一つに、環境ホルモンの問題があります。生活環境の中にある有害物質が体内に入ってくると、ホルモンのような作用を働かせてしまうというものが環境ホルモンです。

中でも問題となっているのが、女性ホルモンのエストロゲンのような作用を働かせ、体内で悪さをする**環境エストロゲン**です。東京の多摩《たま》川でコイなどの魚のメス化が進んでいるというニュースを耳にしたことがあるかもしれません。この現象も、環境エストロゲンの影響です。

環境エストロゲンの作用が疑われている有害物質は、ダイオキシンなどの有機塩素化合物、農薬、プラスティック容器、合成洗剤、金属などさまざまな種類があります。

男性と比べると女性のほうが、パニック障害や不安障害に陥る人が多いのは、環境エストロゲンを体内に取り込むことで、アドレナリン、ノルアドレナリン、ドーパミンの値が高くなりがちだからです。

この3つの神経伝達物質をまとめてカテコラミンと呼ぶことはお話ししました。カテコラミンが過剰に分泌されると、血圧が上昇し、脈拍数が多くなったり、不安感、不眠症、パニック障害を惹き起こします。

カテコラミンは、体内でCOMT（カテコール-O-メチルトランスフェラーゼ）という酵素によって分解・代謝されると、その後、尿から体の外に出ていきます。こうして不要になったカテコラミンは排出されるわけです。

また、この酵素はカテコラミンだけでなく、女性ホルモン、エストロゲンも分解する作用があります。そのため、環境エストロゲンが体内に取り込まれ、さらにPMS（月経前症候群）などで本物のエストロゲンも過剰に分泌されている場合や、ピルを服用している場合、この酵素がこれらのエストロゲンの分解にも多く使われてしまいます。

すると、カテコラミンが分解・代謝されないまま、体内に溜まってしまい、さまざまな不調が現れるのです。

抗うつ剤は、脳を錯覚させる薬

うつ病の発症も、アドレナリン、ノルアドレナリン、ドーパミンが関与しています。

カテコラミンは、いわば興奮作用のある覚醒性の神経伝達物質です。この作用を抑制して精神を安定させる働きをするのが、やはり神経伝達物質の一つであるセロトニンです。

カテコラミンが理性をつかさどる大脳の前頭前野の働きと関係が深いのに対し、セロトニンは無意識の感情を左右する大脳辺縁系の作用に関わっています。

〝幸せホルモン〟と呼ばれるセロトニンは、カテコラミンによって欲望の赴《おもむ》くまま暴走するのを防ぎ、心を平穏に保ってくれるのですね。カテコラミンとセロトニンのバランスが取れていると、頭は聡明でスッキリした状態になります。

うつ病は、このカテコラミンとセロトニンの量が減少することが原因で発症すると考えられています。セロトニンは、睡眠を誘導するメラトニンというホルモンを作る材料でもあります。うつ症状に苦しむ方の多くが不眠症も患っているのは、セロトニン不足でメラトニンを適切に生産できないためです。

うつ病は心の病と捉えられがちですが、これも脳内に問題が起こっているわけです。

精神科や心療内科では、うつ症状を訴える患者さんにほとんどの場合、抗うつ剤を処方します。一般的に抗うつ剤として使われるのは、「選択的セロトニン再取り込み阻害薬」（ＳＳＲＩ）というものです。不足しているセロトニンの濃度を上げて、セロトニンが増えたかのように脳を錯覚させる薬です。

しかし、この薬を服用しても、セロトニンの量そのものが増えたわけではありません。患者さんの中には、この薬で症状が改善するどころか、脳内のセロトニンの濃度が一気に上がってしまうため、ひどい頭痛で苦しんだり、吐き気をもよおす方もいます。

やはり、**薬による対症療法に頼るだけではなく、うつ症状を惹き起こす根本**

的な原因に目を向けなければ健康は取り戻せないのです。

「副腎ケア」でうつ症状は改善する

抗うつ剤を服用しつづけても回復しない大勢の患者さんを、今まで診察してきましたが、たいていの場合、根底に副腎疲労が潜《ひそ》んでいます。

ストレスを受けると、脳が副腎に指令を出し、ストレスに対処するホルモン、コルチゾールを分泌する仕組みを繰り返しお話ししてきました。ストレス時には副腎髄質も刺激を受け、カテコラミンをせっせと分泌しながら、ストレスに対抗するためのアクセル役を担っています。

こうして、ストレスによって体内のあちこちに炎症が起きるのを、副腎ホルモンの総合力で食い止めようとしているのです。

ところが、慢性的なストレスが続いたり、過酷なストレスを受けたりしていると、副腎が必死にホルモンを分泌して戦っているうちに疲れ果ててしまいます。疲労困憊《こんぱい》した副腎は機能が衰え、必要な量のホルモンを分泌することもできなくなります。

ストレスに打ちのめされて余力がなくなってしまった副腎は、ストレスに対応しなくても済むような状況にしようとします。

無気力になる、思考力が低下する、夕方近くまで眠りこける、他人と会うのが億劫になる……、このようなうつ症状が現れるのは、活動を制御して副腎を休めさせようとしているからです。ストレスから逃げて、自分の命を守ろうとする本能的な反応なのです。

次章から、副腎をケアして元気にさせる方法をお話ししていきますが、うつ症状の根本原因が副腎疲労であるとわかれば、必ず症状を改善することができます。

抗うつ剤を日常的に服用していた患者さんの中には、急に「断薬」すると、つらい症状が出る場合があります。そのような方でも、食事療法を中心としながら副腎機能をサポートすることで、最終的には薬を一切必要としなくなった患者さんの例もあります。

子供の副腎疲労が増えている

副腎疲労は大人だけの問題ではありません。気がかりなのは、副腎疲労を患っているお子さんがここ数年で増えていることです。

受験勉強のストレス、学校生活のストレス、親からのストレスと、子供を取り巻く環境もストレスであふれています。経験に乏しく、体が発達途中の子供たちは大人以上にストレスに敏感です。

ストレスで副腎の機能が低下してくると、カテコラミンのバランスが不安定になり、感情のコントロールが利かなくなることが多いのです。突然、キレて家じゅうの物を壊そうとした後、「ママ、ごめんね。僕のことまだ好き?」と泣きじゃくって母親にすがったりするのも、副腎が疲弊してホルモンがアンバランスなためです。

また、不登校や無気力な子供たちの問題にも、副腎が深く関わっています。クリニックで診察を受けた中学1年生の男の子は、週の半分は学校を休んでいる状況でした。話を聞くと、小学生のときに3年間、中学受験のために塾通いが続き、睡眠時間を削って遅くまで勉強していたそうです。志望校に合格して、新学期が始まりしばらくすると、朝起きられないようになってしまったと言います。

10歳前後の成長期は、いうまでもありませんが、睡眠をたっぷりとり、運動で体力を養ったり、ありあまるエネルギーを発散したりするのが大事な時期です。大好きだったサッカーも受験勉強のために止め、睡眠時間6時間で机にかじりついているというのは、ストレスが溜まるのも当然です。

この男の子の場合は、受験勉強のストレスで副腎がやられ、中学生になって一気に不調が現れてしまったのです。

同じように、中学生のときにクリニックを訪れた女の子は、炭水化物やスナック菓子をよく摂るという食生活を長年続けていたため、副腎疲労に陥っていました。

その女の子は、小学生のときから周りと上手くコミュニケーションを取ることができず、何ごとにも気力が湧かず、いつも疲れた状態だったといいます。中学生になり、英語の塾に通ったり、好きなダンスの教室に通ったりしても、物覚えがあまりに悪いので、どちらの先生からも「もう止めたほうがいい」といわれてしまったそうです。

2人のお子さんの場合は、ご両親の全面的なサポートのもと、食生活を改善したり、化学物質などの有害物質を体内に取り込まないように生活環境を変えるだけで、みるみると回復しました。

大人は子供が自分の思うようにならないと、「もっとがんばりなさい！」「しっかりしなさい！」などと、つい命令口調になりがちです。けれども、子供が〝怠《なま》け者〟なのは「心の問題」なのではなく、子供の体が発しているストレスのサインかもしれないのです。大人のように言葉を操れない子供だからこそ、親御さんは副腎からのＳＯＳを見逃さないでほしいと思います。

第3章

副腎疲労は「細胞《ミトコンドリア》マネジメント」で治す

「副腎ケア」の基本ルールは2つだけ

ここからは、健康の要《かなめ》といえる「副腎力」を高める方法をお伝えしていきます。

人の健康を左右するのは、遺伝的要因と後天的な要因がフィフティ・フィフティであると長年いわれてきました。しかし、最近では、圧倒的に多くの専門家が、遺伝よりも食生活やライフスタイルなどの環境的な要因のほうが、その人の健康状態に影響を与えると主張しています。

つまり、副腎の機能を低下させている環境的な要因を改善すれば、健康を取り戻せるわけです。そのための基本ルールは、むずかしいものではありません。

① 副腎の負担になるものを体に入れない。

② 副腎がタフになるための、足りない栄養素を体に入れてあげる。

という、2つだけです。

①の「副腎の負担になるもの」は、体内に入るとアレルギーなどの炎症を起こしたり、血糖値を急上昇させたり、体内に溜まって毒素となるものです。詳しくは後述しますが、小麦粉や乳製品、カフェイン、食品添加物、トランス脂肪酸が多い油、遺伝子組換え食品などです。

また、食品だけでなく、シャンプーや歯磨き粉、洗剤などの日用生活品に含まれる化学物質や歯の治療の際に詰めた金属も体内で毒素として蓄積されます。

②の「足りない栄養素」とは、副腎が疲れているときに特に不足しがちなビ

タミンB群、ナトリウムとカリウム、細胞や脳が働くのに必要なタンパク質や良質の油、体内の酸化を抑えるファイトケミカル（野菜に含まれる抗酸化物質）などです。

副腎疲労を患っているときは、細胞が体に貯蔵していた必要な栄養素を使い果たしてしまい、常に新たな栄養素を必要としています。これらについても順を追って説明していきます。

副腎を痛めつける食材と化学物質

ここでは、①の「副腎の負担になるもの」を具体的に紹介していきます。ただし、副腎にとってよくない食品であっても、絶対食べてはいけないということではありません。

副腎疲労に陥りやすい人は、往々にして生真面目で責任感が強くがんばる人です。そういった人ほど、本に書かれていることを忠実に守ろうとしますが、それが逆に大きなストレスとなっては本末転倒です。

家族や友人と外食するときなどは、気にせず、好きなものを召し上がってください。そして、その翌日は食事の内容にいつもより気を遣うなどしてください。

食事日記をつけると、何が自分に不足しているか、体の負担になるものをどの程度、口にしてしまったかなど、客観的にチェックできるのでおすすめです。1週間単位でバランスが取れていればよいと思います。

×小麦

パン、パスタ・うどん・ラーメンといった麺類などの小麦に含まれるグルテン（小麦タンパク質）は、アレルギーや腸の炎症を惹き起こす元凶です。朝は食パン、昼はラーメン、ピザ、パスタというパターンを続けていると、副腎の仕事が増えてしまい、疲弊させることになります。

グルテンはケーキ、クッキー、ドーナツなどの菓子類、カレーやクリームシチューの固形ルーにも含まれているので要注意です。

また、小麦は白米よりも血糖値を急激に上げる作用があり、血糖値の調整のために、コルチゾールの消費が多くなり、副腎に負担をかけてしまいます。

×乳製品

牛乳、バター、チーズ、ヨーグルトなどの乳製品に含まれているタンパク質・カゼインもアレルギー源となり、腸の炎症を誘発します。

×〝白い食べ物〟

精製された砂糖や白米も血糖値を上昇させます。ただ、日本人にとってお米は特別なものですから、白米を食べても構いません。食べるときは、五穀米《ごこくまい》などの雑穀と混ぜたり、おかずの次にご飯を口にするなどして、血糖値を急激に上げないように工夫してください。

炭水化物は玄米、そば粉100%の十割そばなど、砂糖は精製されていない黒砂糖や粗糖など「色つきのもの」を選ぶようにしましょう。

×アレルギーを誘発する食品

小麦粉や乳製品のほかにも、卵、ピーナッツ、トウモロコシ、大豆などはアレルギー源となりやすい食品ですので、ときどき食べるぐらいにしたほうがよいでしょう。

体によい食材でも、毎日同じ食材を続けて食べると、慢性フードアレルギーを惹き起こす可能性があります。特にタンパク質と果物は要注意です。同じ食材を食べるのは、多くても週3回ぐらいにしましょう。

×コーヒー、コーラなどのカフェイン

副腎疲労の方は、コーヒーやコーラを1日に何杯も飲み続けるような〝カフェイン中毒〟であることが多いです。カフェインは副腎を一気に刺

激してコルチゾールの分泌を促してくれます。それによって、副腎が疲れていても活力が一時的に湧くのですが、カフェインの効果が切れると、コルチゾールの値も下がり、ひどい疲労感を覚えるようになります。

〝カフェイン中毒〟の人がコーヒーやコーラを飲むのを突然中断すると、頭痛や無気力感といった〝禁断症状〟に襲われることがあります。ですので、徐々に薄めのコーヒーにしていくなど、ゆっくりとカフェインを断つようにしましょう。

また、栄養ドリンクやエナジードリンク、紅茶や緑茶にもカフェインは含まれていますので注意が必要です。

×チョコレート

〝チョコ中毒〟も副腎疲労の患者さんに共通してみられます。特にＰＭＳ（月経前症候群）に悩まされている女性は、マグネシウムが不足がちなのでチョコレートを無性《むしょう》に食べたくなってしまうのです。チョコレートにはカフェインの含有量も多く、副腎疲労をさらに悪化させてしまいます。

また、カカオ豆の残留農薬が問題となったり、高カカオ・チョコレートは、カドミウムやニッケルといった金属成分の含有量が通常のものより多いことが報告されているので、注意しましょう。

×食品添加物

インスタント食品やハム、ソーセージ、かまぼこ、調味料、スナック菓子、清涼飲料水など、ありとあらゆる加工食品には多くの食品添加物が使われています。食品添加物は当然、安全性が確認された上で使用されているのですが、化学物質には変わりがなく、副腎を消耗させる原因となります。

加工食品を利用するときは、ラベル表示をチェックして、できるだけ無添加のものを選びましょう。

×マグロ・養殖魚

第1章でも触れましたが、マグロのような大型魚は、水銀やダイオキシンなどの環境汚染物質を取り込んでおり、それらは体内に蓄積されやすいので食べる回数を減らしましょう。また、ブリやウナギなど養殖された魚は、抗生物質や抗菌剤が一般的に使用されています。できるだけ天然のものので、まな板の上に1匹が乗るくらいのサイズの魚が安心です。

×霜降り肉・アメリカ産肉

高級食材の霜降り肉は、肉牛を去勢し、牧草ではなくトウモロコシや大豆カスなどの濃厚な穀物飼料をエサとして与えることで、筋肉の内部まで脂肪が入るようにしたものです。しかも、エサは遺伝子組換え飼料である場合が多いのです。

また、アメリカ産やカナダ産の豚肉や牛肉には、赤身肉を多くさせる目的でラクトパミンという成長促進剤を飼料に混ぜて使用しています。さらに、アメリカ、カナダ、オーストラリアでは成長促進ホルモン剤の投与も認められています。

これらの薬剤を使用した肉を食べたことにより、乳がんが多発したり、アレルギーが惹き起こされるなど、人体への影響が世界各地で報告されています。

日本では畜産でラクトパミンやホルモン剤を使用することが禁止されていますが、輸入肉はOKというダブルスタンダードなのです。ただし、日本でも飼料に抗生物質を混ぜることは一般的に行われています。

飼料に何を混ぜているかまでは表示義務がないので、見分け方がむずかしいですが、「抗生物質不使用」「遺伝子組換え飼料不使用」等が書かれている肉を手に入れるようにしましょう。

×硬化油、揚げ物の油

マーガリン、ファットスプレッド、ショートニング、それらを使ったパンや洋菓子、ファーストフード店の揚げ物用の油などには、悪玉コレステロールを増やし、心臓疾患のリスクを高めるトランス脂肪酸が含まれています。

また、揚げ物用に熱したサラダ油は酸化し、トランス脂肪酸も増えるので気をつけましょう。

×農薬

日本は世界でも有数の農薬使用国なのをご存じですか。2010年の単位面積当たりの農薬使用量の比較ですと、アメリカの5倍もの農薬を使っています。農薬を使う理由の一つが、虫食いのないピカピカな野菜や果物を作るためです。たしかに日本のスーパーに並ぶ野菜や果物は、海外と比べて形も色もきれいですよね。

最近は、ミツバチ大量死の一因として知られ、子供の脳神経系に影響を与えて発達障害を惹き起こす疑いもあるネオニコチノイド系農薬の残留基準を緩和する動きもあります。野菜や果物、穀類、加工食品などは、できるだけ、有機ＪＡＳマークのついた食材を選ぶほうが安心といえます。

×遺伝子組換え食品

食糧自給率の低い日本は、大豆、トウモロコシ、菜種などの穀物のほとんどをアメリカからの輸入に頼っています。そして、製油や家畜の飼料用には８割以上が遺伝子組換え作物（ＧＭＯ）が使用されています。

政府機関によって健康被害はないと判断されたから輸入されているわけですが、次世代以降の長期にわたる影響についてはわからず、本当に安全かということについては疑問符がつきます。

遺伝子組換え作物使用の表示義務は、食用油やしょう油は対象外で、食肉用の家畜の飼料に使われたかどうかも表示する必要はありません。加工食品は、大豆とトウモロコシなどの遺伝子組換え原料が全体の原材料の５％以下であれば表示義務がありません。スナック菓子やコーンフレーク、清涼飲料水の「ブドウ糖果糖液糖」というシロップ、コーンスターチなどには、表示されていなくても遺伝子組換え原料が使われている可能性が高いのです。

私たちは知らず知らずのうちに、間接的に遺伝子組換え作物を口にしてしまっているわけです。

日本国内でも遺伝子組換え作物の試験栽培がすでに実施されていますが、現段階では商業的には栽培されていません。ですので、豆腐、しょう油、味噌は国産のものを、食用油は「遺伝子組換えではない」と自主的に表示しているものを選びましょう。

×日用品の化学物質

シャンプー、歯磨き粉、洗剤、化粧品、ヘアダイ、消臭剤など、普段、何げなく使っている日用品の成分表示を見ると、驚くほど多くの化学物質が使われているのがわかります。

また、ドライクリーニングの際に使われる有機溶剤、アルミホイルやアルミ鍋のアルミニウム、歯の詰め物やかぶせ物の金属も、体にとっては〝毒素〟となりえます。

副腎疲労の人は、肝臓の解毒作用の働きも衰えています。神経質にならない程度に、「毒素から逃げる」生活に切り替えていきましょう。

シャンプー、歯磨き粉、洗剤、化粧品などの必需品は、自然の成分で作られた製品も増えているので、安心できる製品を意識して選んでください。特に気をつけたい化学物質は、**防腐剤のパラベン、界面活性剤のラウリル硫酸ナトリウム**です。成分表示をチェックしてから買うという習慣を身につけましょう。

また、ドライクリーニングした衣類は必ずビニール袋を取り、風通しをよくしてください。こうすることで、有害な成分を取ることができます。

消臭剤、芳香剤、制汗剤、洗濯用柔軟剤など、必ずしも使わなくていいものは常用しない、アルミの鍋は別の素材の鍋に切り替えるなどすることで、体に取り込まれる有害物質は減っていきます。

患者さんの中には、歯の金属の詰め物をセラミックに変えただけで、副腎疲労が改善したという人もいます。

副腎疲労を治す5つのステップ

前著では、「食べることは生きること」であると、何を食べるかということが副腎をタフにするために非常に大切だということをお伝えしました。

本書では、「副腎力」をアップさせ、脳と心の状態を整えていくことに焦点を当てながら、必要な栄養をどのように摂《と》り入れていくかについて解説していきます。

ここで重要なのは、副腎疲労を改善していく方法には、順序があるということです。なぜなら、食べたものが副腎のホルモンとなり、有効に活用される過程には、副腎だけでなく、体全体のさまざまな部分が密接に関わっているからです。

通常、副腎疲労を改善していく順序は、**腸のケア、肝臓のケア、副腎のケア、細胞のケア、**そして**脳のケア**という5つのステップを辿《たど》ります。

まず、食べ物の栄養素を腸できちんと吸収できるようにする。次に、体内に取り込んだ毒素を肝臓で解毒する。その後、副腎をはじめとする内分泌系でホルモンバランスを整え、体中に張り巡らされているホルモン・ネットワークと上手く連携させる。そして、細胞を活性化させ、最後は脳の状態を整える。

これが5つのステップです。ただし、この順序は、副腎疲労が軽度〜中程度のケースに当てはまります。

ぐったりとした疲労感に苛《さいな》まれている人、突然キレたり落ち込んだりと、感情が不安定な人、うつ症状がひどい人、記憶力や認知機能が衰え、思考が停止してしまうような「ブレインフォグ」症状がある人、不眠症、パニック障害、発達障害に苦しんでいる人……、このような人たちは、重度の副腎疲労であると考えられます。

その場合、腸のケアをするまえに、まず細胞を活性化させて、体のエネルギーを作りだす必要があります。細胞が元気に動いてくれないと、体にいい食べ物をいくら食べても、胃の細胞が動かないため食べ物を消化できず、さらに、腸の細胞を動かす蠕動《ぜんどう》運動が低下するため栄養素が吸収されないのです。

副腎疲労が重症の患者さんが慢性的な便秘にも悩まされているのは、腸の細胞が動いてくれないためです。便秘が続くと毒素を排泄できずに体内に溜めこんだままの状態となり、その毒素が腸にさらに炎症を起こすという悪循環に陥ります。

また、副腎疲労の人は、さまざまな毒素を肝臓できちんと解毒できないケースが多いのですが、それも肝臓の細胞の働きが衰えているためです。

ですので、精神面での問題を抱えている人、「ブレインフォグ」症状など脳に関わる機能が心配な人は、細胞のケア↓腸のケア↓肝臓のケア↓副腎のケア↓脳のケアという順番で、副腎疲労を改善させていくことになります。

ミトコンドリアの働き

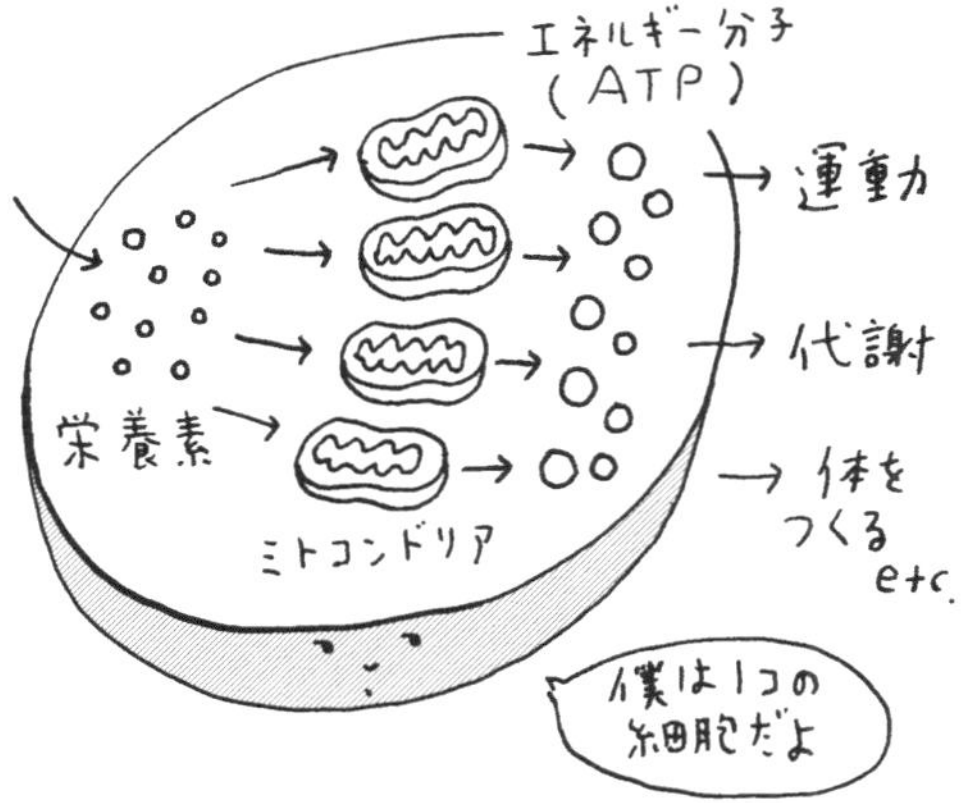

ミトコンドリアはエネルギーの源《みなもと》

　私たちの体は、大人で約60兆個といわれる細胞で成り立っています。膨大な数の細胞がひとかたまりになったのが、人間の体ともいえるのです。

　そして、それらの細胞のどれもが、大切な役割を担っています。たとえば、皮膚の細胞は体の内部を守るバリアの役割があります。筋肉の細胞は体を動かすしくみを作っています。

脳の細胞の一種である神経細胞は大脳と小脳を合わせて1千億個にものぼり、それらがつながりあって脳の中で一大ネットワークを形成し、脳からの信号を体の先端まで伝えています。脳からの信号を伝えるのが、ドーパミンやセロトニンなどの神経伝達物質であることはお話ししましたね。

細胞は、体という大きな工場を動かす実働部隊のようなものです。数が多いというだけでなく、その役割の多さにも驚かされてしまいます。

さて、その膨大な数の細胞を活性化するための鍵となるのが、生命の源といわれるミトコンドリアです。

高校の生物の授業で習ったかと思いますが、細胞の中に楕円《だえん》状のカプセルのようなものがいくつも描かれた図を覚えていませんか。このカプセル状のものがミトコンドリアです。ミトコンドリアは、ほぼすべての生物の一つ一つの細胞内に存在する、微小な袋のような細胞小器官です。

ミトコンドリアの重要な役割は、細胞の中で呼吸をしてエネルギーを生産することです。人間が生命活動に必要なエネルギーの約95%を、ミトコンドリアが作りだしています。

私たちが肺から吸い込んだ酸素は、血液に乗って体中のすみずみの細胞に運ばれ、取り込まれます。すると、ミトコンドリアは取り込まれた酸素を利用して、体の中に入った栄養素の炭水化物や脂肪を分解し、そのプロセスの中でエネルギーを生み出しているのです。

筋肉や神経など、体の中の活動はすべて、このエネルギーでまかなわれています。私たちは、ミトコンドリアが食べ物を原料にして作ったエネルギーで日々活動して、生きることができるわけです。

細胞と副腎ケアに不可欠なビタミンB群

エネルギーそのものといえるミトコンドリアが効率よく働けるように、きちんとマネジメントしていくことが「副腎力」を高める第一歩となります。

実はミトコンドリアは、脳とも密接に関わっています。エネルギーをたくさん使う細胞ほど、一つの細胞の中にいるミトコンドリアの数も多いからです。ミトコンドリアの多い細胞の代表が卵子、心臓の筋肉細胞、そして脳細胞です。ちなみに、ミトコンドリアが少ない細胞は精子です。

仕事や勉強に集中していると、食事時でもないのにお腹が空いてしまうことはありませんか。これは脳細胞がミトコンドリアによって作られたエネルギーをどんどん消費しているからです。ですから、運動もしていないのに空腹を感じてしまうのですね。元気な脳の細胞の中には、ミトコンドリアがびっしり入っているのです。

逆に、ミトコンドリアの数が少なくなり、機能も低下すると、脳の働きが悪くなって「ブレインフォグ」をはじめ、さまざまな精神面の不調を惹き起こします。

では、細胞内のミトコンドリア一つ一つをしっかり働かせるためには、どのようなサポートをしていけばよいでしょうか。

先ほど、ミトコンドリアがエネルギーを生産するプロセスをお話ししまし

クエン酸回路とは

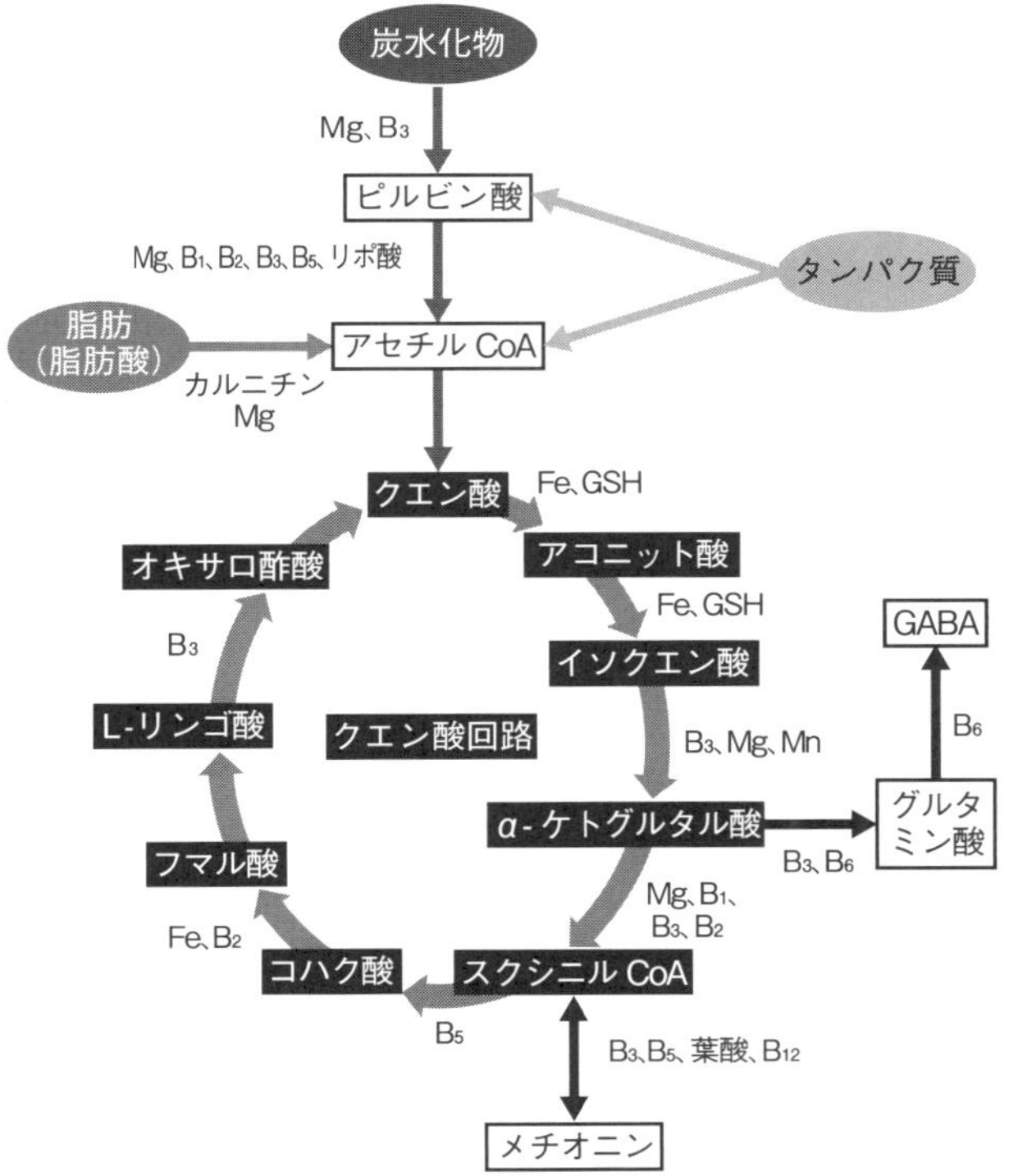

GSH：グルタチオン　Fe：鉄　Mg：マグネシウム　Mn：マンガン

ミトコンドリアがエネルギーを生産するプロセス「クエン酸回路」がスムーズに回るためには、要所要所でビタミンB群が必要た。このプロセスのことを**「クエン酸回路」**といいます。ミトコンドリアが血液によって運ばれた酸素を利用して、食物から摂った栄養素をクエン酸などの8種類の酸に分解するので、このように呼ばれています。

この回路をスムーズに回すことが、ミトコンドリアを効率よく働かせ、十分なエネルギーを生み出すことにつながるのです。

そのためには、回路の要所、要所でビタミンB群が必要になってきます。ビタミンB群は細胞を整えるだけでなく、コルチゾールをはじめとする副腎ホルモンを生産したり、免疫や神経伝達システム、解毒作用にも不可欠な栄養素です。

ビタミンB群は、このようにエネルギー代謝に必要な栄養素ですので、エネルギーの元となるタンパク質や炭水化物（糖質）が含まれる食べ物と一緒に摂るようにしてください。

ビタミンB群の種類とそれぞれの働き、豊富に含まれる食材を129ページの表にまとめましたので、参考にしてください。

ミトコンドリアをさらに活性化させる

ビタミンB群のほかに、クエン酸回路を動かしてミトコンドリアを活性化させるのに有効なのが、**コエンザイムQ10**という「ビタミン様物質」、**L・カルニチン**という栄養素、ミネラルの**マグネシウム**です。

コエンザイムQ10は、肉類や魚介類などの食品に含まれる脂溶性《しようせい》の「ビタミン様物質」です。ビタミンでないのは、体内でも合成されているからです。体の器官では、心臓や、肝臓、膵臓、腎臓、副腎、細胞内では主にミトコンドリア内膜に多く含まれています。

コエンザイムQ10が豊富な食品は、肉では牛肉、豚肉、鶏肉、レバー、魚ではイワシやサバなどの青魚、サケ、マス、マグロ、ウナギ、カツオ、野菜ではキャベツ、ブロッコリー、ほうれん草、カリフラワー、アボカド、他に豆類で大豆、枝豆、豆腐、味噌などです。コエンザイムQ10は抗酸化物質としても注目されているので、しっかり摂るようにしましょう。

L‐カルニチンは、特に食べ物から摂取した脂肪を燃焼させてエネルギーに変える働きがあります。主にラム肉や牛肉の赤身肉に含まれています。

マグネシウムは、神経の興奮を抑えて精神を穏やかに保つ働きや、体温や血圧を調整するなどの働きがあります。

海苔《のり》、わかめ、もずく、昆布などの海藻類、ゴマ、干しエビ、煮干し、きな粉などの乾物、納豆、牡蠣《かき》に豊富に含まれているので、それらから摂るとよいでしょう。ナッツ類もマグネシウムの多い食品ですが、油が酸化しやすく、アレルギー源にもなりやすいのであまりおすすめできません。

肝細胞を働かせ、毒素を排出

体にいいと注目されている不飽和《ふほうわ》脂肪酸のオメガ3は、副腎、脳、腸をサポートするほか、細胞膜を安定させる働きがあります。亜麻仁油、えごま油、シ

副腎を養い、エネルギー生産に不可欠なビタミンB群

ビタミンBの種類	特徴	含まれる食材
ビタミンB1 (チアミン)	副腎がストレスに対処するのをサポート。脳や神経機能を正常に保つ。甲状腺ホルモンの代謝作用にも関与。不足すると精神が不安定になり、イライラしたり、集中力がなくなる。	豚肉、ウナギ、タラコ、胚芽米、玄米、大豆、きな粉、真鯛、ハマチ、抹茶など
ビタミンB2 (リボフラビン)	細胞を再生し、粘膜を保護。不足すると、肌荒れ、皮膚の炎症や口内炎に。	肉レバー、ウナギ、カレイ、サバ、イワシ、シシャモ、海苔、干しシイタケ、キノコ類、モロヘイヤ、シソ、抹茶など
ビタミンB5 (パントテン酸)	抗ストレス・ビタミンで、コルチゾール生産に必要。善玉コレステロールを増やす働きも。不足すると、疲労、アレルギー、頭痛、関節炎、足のつりなどを惹き起こす。	肉レバー、鶏肉、子持ちカレイ、タラコ、銀ザケ、ウナギ、納豆、卵黄、イクラ、タタミイワシなど
ビタミンB6 (ピリドキシン)	免疫システム、解毒作用、胃酸の生産、神経伝達物質の合成に重要な働きをする。不足すると、イライラしたり、不眠、口内炎、PMSを起こすことも。	ニンニク、カツオ、サケ、サンマ、サバ、ブリ、鶏肉、枝豆、海苔、きな粉、黒砂糖、抹茶など
ビタミンB12 (コバラミン)	葉酸とともに赤血球を形成。DNAの合成に不可欠で神経伝達物質の生産にも関わる。不足すると神経が過敏になり、うつ症状も起こし、さらに、コルチゾールや女性ホルモンのバランスを崩す。	シジミ、アサリ、ハマグリ、牡蠣などの貝類、丸干しイワシ、サンマ、煮干し、海苔など
葉酸	造血を助け、細胞の生成、DNAの合成、神経伝達物質の生産にも関与し、精神の安定にも必要。不足すると、貧血、肌荒れ、脱力感などを起こしやすい。	モロヘイヤ、ほうれん草、パセリ、菜の花、芽キャベツなどの葉物野菜、アスパラガス、ブロッコリーなど

ソ油などに含まれるα‐リノレン酸、サンマ、イワシ、サバなどの青魚の脂に含まれるＥＰＡ（エイコサペンタエン酸）、ＤＨＡ（ドコサヘキサエン酸）がオメガ3系の油です。

アレルギーは細胞膜で起こる反応ですが、細胞膜を安定させるＥＰＡはアレルギーを防ぐ役目も担っています。ＤＨＡは神経系や脳の働きを円滑にし、セロトニンの生産を促してくれます。

クエン酸回路をさらに上手く回すには、回路をブロックしてしまう毒素を排出する必要もあります。ビタミンＢ群、コエンザイムQ10、Ｌ‐カルニチン、マグネシウムが回路をスムーズに回す潤滑油だとしたら、水銀、鉛など体内に蓄積された金属は回路の循環を邪魔するサビのようなものです。

サビを除去するためには、解毒作用のある肝臓の細胞を働かせて、無害化しなければなりません。**解毒作用を助けるショウガ、ニンニク、ネギ、シソなどの薬味、ハーブ類をまめに摂るようにしましょう。**

自閉症の患者さんは特に毒素を体に溜めこみやすく、細胞の働きが鈍っていることが多いので、第1ステップのミトコンドリア・マネジメントを重点的に行うのが非常に大切です。

クリニックで自閉症の患者さんの検査をすると、シュウ酸という酸の数値が常に高い結果が出ています。シュウ酸は体の中の重金属と結合する性質があるので、重金属が細胞組織に留まり、排出が妨《さまた》げられてしまいます。

ですので、食事にシュウ酸が含まれていないか気をつける必要があります。シュウ酸の多い食品は、ほうれん草、タケノコ、ラム肉、煎茶、ココアやチョコレートです。細胞を活性化する食材であっても、自閉症の患者さんは避けたほうが賢明です。

ステップ1のポイント

細胞を活性化するミトコンドリア・マネジメント

・副腎の負担になるものを体内に入れない。↓107〜118ページ

・エネルギーの元となる炭水化物は、玄米、五穀米、そばなど色つきのものを選ぶ。↓108〜109ページ

・細胞のエネルギー生産に不可欠なビタミンB群、コエンザイムQ10、L-カルニチン、マグネシウムを摂る。↓125〜128ページ

・細胞を安定させるオメガ3系の油を摂る。↓128〜130ページ

・肝細胞の解毒作用を助けるハーブ、薬味類を摂る。↓130ページ

・自閉症の患者さんは、シュウ酸の多い食材を避ける。↓131ページ

副腎疲労の人は、腸内にカビが繁殖

副腎疲労を改善し、「副腎力」を高める第2ステップは、腸のケアです。

私たちが食べたものは腸で消化され、栄養素が吸収されます。その後、体に有害なものや不要なものが腸から排泄するのは、ご存じの通りです。また、腸は免疫機能をつかさどる器官としても重要で、**体の免疫機能の約70%は腸内環境が整っているかどうかで決まる**といわれるほどです。

腸内細菌のバランスが整って腸の細胞が活性化されていれば、腸の粘膜も丈夫になり、栄養がきちんと吸収されます。細胞が腸管を蠕動運動させ、不要なものはスムーズに排泄されていきます。

ところが、腸内で悪さをする悪玉菌が増えると、「カンジタ」というカビが繁殖しだします。カンジタは常在菌で、善玉菌と悪玉菌の腸内バランスがよければおとなしくしているのですが、悪玉菌が優勢になると一気に増え始めるのです。

すると、それらをやっつけようと免疫機能が働き、このときの攻撃で腸の粘膜も傷つき、炎症を起こします。そのため、必要な栄養素の吸収力も落ち、腸内環境が悪くなり、便秘や下痢を繰り返すことにもなるのです。

腸のあちこちに炎症が起こると、副腎はコルチゾールをどんどん分泌して炎症を食い止めようとします。**副腎疲労の患者さんに共通してみられるのが、この腸の炎症です**。それほど、副腎に負担をかけるストレス源となっているのです。

腸のトラブルでうつ、不眠、メタボに

腸に繁殖するカビ・カンジタの大好物は、炭水化物です。というのは、カンジタは炭水化物に含まれる糖質をエサにして増殖していくからです。甘いスイーツに目がない人は要注意なのです。

食後、下腹部が張りがちな人、便やおならがかなり臭う人は、カンジタが腸の中で発酵してガスが発生している可能性があります。

カンジタが腸内で増えると、タンパク質の吸収が阻害されるようになります。タンパク質はアミノ酸に分解されて腸から吸収されるのですが、アミノ酸が不足すると、それを材料にして作られるセロトニンが十分に生産されなくなります。

前章でも触れましたが、セロトニンは精神的な安定をもたらす〝幸せホルモン〟で、睡眠を導《みちび》くメラトニンというホルモンを作る材料でもありましたね。**セロトニンの約80％は腸で生産され、腸は神経系と脳に密接に関連しています**。腸が「第２の脳」ともいわれる所以です。

腸でタンパク質の吸収力が落ちると、セロトニンの不足となるのでうつ症状を惹き起こし、さらにメラトニンも不足するので不眠に陥ってしまうわけです。

腸のカンジタはタンパク質の吸収を阻害する一方で、炭水化物や脂質はカンジタが繁殖していても吸収されます。そのため、腸内環境が悪い人は、お腹回りが太くなる〝メタボ腹〟となりやすいのです。

炭水化物と乳製品が惹き起こす中毒症

炭水化物はカンジタのエサとなってカビを繁殖させるだけでなく、必要以上に食べ続けると「炭水化物中毒」といえる反応が現れてきます。

小麦のグルテン（小麦タンパク質）には「グルテオモルフィン」というモルヒネ様化合物が含まれています。この化合物が脳内のモルヒネ受容体と結合して多幸感を与えるため、「もっと食べ続けたい」という麻薬のような中毒作用を起こすのです。

頭がぼーっとして集中力に欠けたり、頭がすっきりしないなどの症状は、日常的なグルテンの過剰摂取が一因かもしれません。

グルテンだけでなく、乳製品に含まれるタンパク質、カゼインにも、同様のモルヒネ効果のある「カゾモルフィン」という物質があり、やはり中毒性があります。**腸に炎症がある人が、ヨーグルトはお腹の調子を整える乳酸菌が豊富だからと食べ続けると、まったくの逆効果**になってしまうのです。

グルテンとカゼインのモルヒネ様の化合物は、カンジタにやられた腸壁をさらに傷つけます。すると、タンパク質だけでなく、ビタミン、亜鉛、オメガ3脂肪酸など、脳の健康を維持するのに不可欠な栄養素の吸収をも妨げてしまいます。それにより、感情のムラやうつ症状も惹き起こすことがあります。

こうして、不可欠な栄養素の吸収が阻害され、胃酸が減少していき、さらにカンジタが増殖するという、負のスパイラルが続いていきます。

実は、発達障害や統合失調症の患者さんの尿からは、「グルテオモルフィン」と「カゾモルフィン」が通常よりも多く排泄されることが判明しています。小麦粉や乳製品を摂らない、グルテンフリー、カゼインフリーの食生活に切り替えることで、症状がかなり改善するケースもあります。

過敏性腸症候群とストレスの関係

カンジタが惹き起こす重大な疾患の一つが、**「リーキーガット（腸漏れ）症候群」**です。

「リーキーガット」は、カンジタによって腸の粘膜が傷ついて薄くなり、腸管壁に穴が開いてしまい、その名の通り「腸漏れ」を起こしてしまう症状です。その穴から、腸内の細菌、有害物質、未消化の食べ物などが漏れ出してしまうわけです。

「リーキーガット」は腸壁の免疫機能が壊された状態となるので、食物アレルギー、アトピー性皮膚炎、喘息、発達障害などの疾患にもつながっていきます。

当然、副腎は炎症を抑えようと、コルチゾールを延々と分泌しつづけようとします。副腎にとってもたいへんなダメージとなるのです。

SIBO（Small Intestinal Bacterial Overgrowth）という小腸内細菌増殖症、**過敏性腸症候群**といった疾患も、腸内細菌が異常に増殖して惹き起こすことが原因の一つと考えられています。

SIBOは、腸内細菌が増殖することにより、小腸の上のほうまで菌が上がってきてしまう症状です。

過敏性腸症候群は、検査を受けても身体的な異常が見つからないため、副腎疲労の場合と同じように、「メンタルの問題」と片づけられてしまうことがよくあります。けれども、実は菌が繁殖しすぎて腸の蠕動運動に問題が生じ、脳がストレスを受けたときに「第2の脳」である腸が過剰に反応してしまうのです。

腸のケアは低炭水化物、高タンパク質が基本

腸のケアはまず、腸の炎症を起こす可能性のある小麦グルテン、カゼインの

入った乳製品を控えることが大事です。ただし、炭水化物はミトコンドリアがエネルギーを生産するのに必要な栄養素。ですから、**小麦でできたパンではなく、ご飯を食べる**ようにしましょう。

本来は、血糖値を急激に上げてしまう白米よりも、玄米やそば粉100％の十割そばなどで炭水化物を摂取するのが副腎をタフにするにはおすすめです。ですが、腸の調子が悪いときは、食物繊維が豊富な色のついた炭水化物はなかなか消化されず、お腹が張ったりしてしまいますので、白米に雑穀米を混ぜたりして食べるようにしてください。

腸内の善玉菌と悪玉菌のバランスを整えるには、ヨーグルトなどの乳製品ではなく、味噌、納豆、漬物などの伝統的な発酵食品から植物性の乳酸菌を摂るようにしましょう。

乳酸菌を摂る際に気をつけなければならないのは、お腹が張っているときです。そのような場合は、腸内菌が発酵してガスが溜まっていることが考えられますので、それを助長する発酵食品は避けたほうがよいでしょう。

また、タンパク質は腸でセロトニンを生産したり、傷ついた粘膜を修復するのにも必要です。腸の状態を整えるには、炭水化物は少なめに、タンパク質はしっかり摂るというのが基本です。朝食時も肉や魚を摂り入れ、3食に分けて少量でもきちんと食べる習慣をつけましょう。

腸の粘膜を修復するフィッシュオイル

細胞膜を安定させるオメガ3系の不飽和脂肪酸は、腸のケアにも非常に有効です。特に「リーキーガット」を改善するのに必要なのが青魚のフィッシュオイルです。イワシ、サンマ、サバなどの脂に含まれるEPA（エイコサペンタエン酸）、DHA（ドコサヘキサエン酸）は、抗炎症作用が高いので進んで食べるようにしましょう。

フィッシュオイルは、血糖値を安定させる働きもあります。副腎疲労の人は甘いものを食べると一時的に元気になるので、食べすぎてしまう傾向があります。甘いものが欲しいという衝動に駆られたときは、フィッシュオイルのサプリメントを口にすると落ち着くはずです。

インド料理のカレーに使われる、ターメリックというスパイスも、腸の炎症を抑えるのにおすすめです。ターメリックに含まれるクルクミンという黄色の色素成分に抗炎症作用があります。カレーを作るときは小麦粉の入ったルーを使わず、スパイスだけで作るインド式カレーのほうが体にやさしいのです。また、ショウガやニンニクなどの香味野菜も腸のカビ対策にはいいでしょう。

さらに、腸の細胞を再生させるために、普段から不足しがちな亜鉛をきちんと摂取するようにしてください。**ミネラルの一つである亜鉛は、新陳代謝をよくし、傷の回復を高め、免疫担当細胞を活性化させる役割があります。**亜鉛が豊富に含まれる食材は、牡蠣、ウナギ、牛肉、煮干し、松の実などです。

ステップ2のポイント

「第2の脳」である腸の状態を整える

・腸内のカビを繁殖させる炭水化物を控える。↓136ページ
・腸の炎症を起こす小麦製品、乳製品は摂らない。↓136〜137ページ
・炭水化物は玄米、そばなど色のついたものを。↓140ページ
・乳酸菌は納豆、漬物など、植物性のものを。↓140ページ
・高タンパクの肉、魚を3食食べ、傷ついた腸を修復、セロトニンを生産できるようにする。↓141ページ
・炎症を抑え、腸の細胞を再生するフィッシュオイル、ターメリック、香味野菜、亜鉛を摂る。↓141〜142ページ

肝臓で処理できない毒素は、体中にまき散らされる

腸の状態を整えたら、次のステップは肝臓のケアです。

肝臓は体内に入ってきたさまざまな物質を、何千という酵素を使って５００以上もの複雑な化学変化を起こす働きをしています。

その作用は大きく分けると３つあります。

①代謝作用

食べ物から摂った糖、タンパク質、脂肪を体の中で利用できるように変化させ、エネルギーの元として貯蔵します。たとえば、ブドウ糖をグリコーゲンという形に変えて貯《たくわ》えておき、必要時にエネルギーとして使うために体内へ送り出すことは、よく知られていますね。

②胆汁《たんじゅう》の生成作用

肝臓で作られた老廃物を流す「胆汁」を生成、分泌します。胆汁は、脂肪の消化を助ける消化液でもあります。

③解毒作用

アルコール、薬、重金属、化学物質、排気ガスといった、体に取り込んでしまった毒素を分解し、毒のないものに変えます。

この3つの作用のうち、副腎をサポートするために特に重要なのが、③の解毒作用です。

私たちの生活は昔と比べて便利になった分、日常生活からさまざまな毒素を体に取り込んでしまう機会も増えています。肝臓で処理できないほどの量の毒が入ってくると、本来は肝臓で解毒されなければならない毒が、肝臓を通過せずに体のあちこちにまき散らされてしまいます。

それらの毒は、体内のたどり着いたところで炎症を起こします。特に、マグロなどの大型魚に蓄積された重金属や歯の詰め物の金属、腸内の悪玉菌が腐敗したことによって発生するアンモニアには要注意です。それらが肝臓で解毒されないままでいると、脳や神経系に悪影響を及ぼす可能性があります。

毒素が体内で炎症を起こすと、その火消し役のコルチゾールが必要となり、分泌量が増えて副腎を痛めつけることになります。

デトックス食材で毒出しをする

肝臓の負担を減らし、副腎をいたわるためには、次の2つのポイントが重要です。

①毒素を体に入れないようにする。

毒素をできるかぎり摂らないように、食材選びに気をつけるようにします。

食品添加物、農薬、重金属、トランス脂肪酸、遺伝子組換え穀物、輸入肉のホルモン剤などに注意しましょう。

日常生活に必要なシャンプー、洗剤、化粧品、歯磨き粉なども、選び方を工夫しましょう。この章の初めに、「副腎を痛めつける食材と化学物質」をリストアップしています（107〜118ページ）ので、もう一度、おさらいしてください。

②体内に入った毒素をスムーズに排出する。

体に取り込まれた毒素は、尿や便を通して体外に出し切ってしまうことが大切です。

そのために、日ごろから水分をたくさん摂るようにしましょう。クリニックでは副腎疲労の患者さんに、1日1・5〜2リットルを目安に水を飲むように推奨しています。デトックス（解毒）効果のあるハーブティー、番茶、レモン水などもおすすめです。逆に、肝臓に負担をかけるアルコール、コーヒーは控えめにしてください。

ステップ1の細胞のケア、ステップ2の腸のケアでも登場しましたが、ネギ、ショウガ、ニンニクなどの香味野菜やハーブ類、スパイス類は頼もしいデトックス食材です。また、小松菜、ブロッコリー、スイカ、レモンなどは、抗酸化、抗炎症作用があり、肝臓を元気にするのに有効です。

また、入浴時はシャワーで済ませず、バスタブにつかって汗をジワッとかくまで体を温めてください。汗によっても、毒素が排出されるからです。

入浴時に、重曹《じゅうそう》や「エプソムソルト」という硫酸マグネシウムを入浴剤代わりに使うと発汗作用を促してくれます。「エプソムソルト」は、欧米で昔から解毒の作用があるとされ、入浴剤として長年使われているものです。日本でも薬局やインターネット通販などで手に入れることができます。香料などの化学物質が入っている入浴剤よりも、断然、おすすめです。

ステップ3のポイント

「デトックス工場」である肝臓をいたわる

・食品添加物、農薬、大型魚の重金属、トランス脂肪酸、遺伝子組換え穀物、輸入肉のホルモン剤など、毒素の多い食材を避ける。↓146〜147ページ
・シャンプー、洗剤、化粧品、歯磨き粉、ドライクリーニングの有機溶剤など、日常生活の毒素に気をつける。↓147ページ
・1日1・5〜2リットルを目安に水を飲む。↓147ページ
・ハーブティー、番茶、レモン水などを飲み、デトックス効果を高める。アルコール、コーヒーは控えめに。↓147ページ
・香味野菜やハーブ類、スパイス類などのデトックス食材、小松菜、ブロッコリー、スイカ、レモンなどの抗炎症食材を摂る。↓148ページ
・重曹や「エプソムソルト」(硫酸マグネシウム)を入浴剤代わりに使い、発汗を促進。↓148ページ

第4章

タフな副腎が、脳細胞を蘇らせる

副腎の宿敵・体を酸化させる「フリーラジカル」

ここからは第4ステップの副腎のケア、そして第5ステップの脳のケアについてお話をしていきます。心と脳の不調を整えるための、仕上げの段階となります。

前章で、副腎がぐったりと疲れてしまい、精神面での疾患や脳に関わる問題までが生じている場合は、まず、エネルギーの源であるミトコンドリアを活性化して、細胞をいかに動かしていくかが鍵となるとお伝えしました。

ミトコンドリアは、食べ物から摂取された栄養素を原料に、酸素を燃料にして、エネルギーを生産していると説明しましたね。

実は、肺から吸い込んだ酸素のほとんどはエネルギー生産に有効利用されるのですが、残りの1~2%程度は「フリーラジカル」という体を酸化させてしまう物質を生みだしてしまいます。

ミトコンドリアがフリーラジカルを発生させるのは、いわばエネルギー生産工場から出る排水のようなもので、避けることができません。

副腎が元気であれば、フリーラジカルによって惹き起こされる炎症をコルチゾールで抑える働きをしてくれます。しかし、副腎疲労で機能が衰えていると、体のあちこちに発生した炎症を消すことができず、**炎症は脳にまで飛び火してしまうのです。**

フリーラジカルの代表格が「活性酸素」

ここで、フリーラジカルって、よく耳にする「活性酸素」のこと？　と思う人がいるかもしれません。活性酸素とは「酸化力の高い酸素」のことをいいます。一方、フリーラジカルとは、「他の分子から電子を奪い取って、相手を酸化させる分子」のことです。厳密には概念は違いますが、ミトコンドリアのエネルギー生産プロセスでは、フリーラジカル＝活性酸素と考えてもいいと思います。

すべての物質は、原子が結合してできた分子というものでできているということを習ったことがあるでしょう。原子の中心には原子核と呼ばれるものがあり、その周辺を電子が回っています。この電子の数が偶数の対《つい》になっている物質はエネルギー的にもっとも安定しているのですが、1個あるいは奇数個の場合には安定しません。

不安定な自分を安定させるため、他の物質から電子を奪ってしまう分子がいます。これがフリーラジカルです。

ある原子や分子から電子が1個なくなると、その物質は「酸化」されたといいます。逆に電子を1個もらうと、その物質は「還元」されたといいます。フリーラジカルは他の原子や分子と反応して、相手から電子を奪い取り、相手の物質を酸化する力が強い〝過激分子〟なのです。

そして、フリーラジカルの代表格が活性酸素です。私たちが呼吸によって取り込んだ酸素を燃料に、ミトコンドリアがエネルギーを生産する過程で、スーパーオキシド・ラジカルという活性酸素が発生します。

普通の酸素分子には16個の電子が存在します。一方、スーパーオキシド・ラジカルは17個の電子を持っており、そのうち1個が不安定な電子となり、フリーラジカルとなるのです。

この活性酸素は、体内の正常に機能している器官から電子を奪い、サビつかせてしまいます。活性酸素は精神的なストレスが多いと発生すると聞いたことがあるかもしれませんが、それだけでなく、体にとって毒素となるものが取り込まれたときやミトコンドリアの機能が低下したときにも発生量が増加します。

活性酸素には含まれないフリーラジカルは、他にもいろいろあります。つまり、活性酸素とフリーラジカルは、どちらかがもう一方を包んでいるわけでは

	特徴
	強力な抗酸化作用を持ち、がん、動脈硬化を予防、紫外線やアレルギーの対策にも効果が期待できる。
	善玉コレステロールを増やし、動脈硬化、がんを予防する効果が注目されている。体を温め、脂肪燃焼効率をＵＰさせる働きも。
	β‐カロテンなど、体内でビタミンＡに変換される物質。目や皮膚、粘膜の健康、免疫力アップなどの効果。
	緑黄色野菜に多く含まれているカロテノイドの一種。加齢による不調、がんの予防にも有効な成分。
	加齢による視力低下、白内障などの目の不調、がん、動脈硬化の予防に有効、肺機能を向上させる働きもある。
	アレルギーを抑制したり、血流を改善、コレステロール値を下げ、動脈硬化を予防する作用がある。
	葉緑素のことで、がんの予防、コレステロール値調整、貧血改善、デトックス作用、消臭・殺菌効果がある。
	ポリフェノールの一種。目の健康を維持し、脳の機能を高める働きがある。高血圧の予防、メタボ改善、花粉症予防、肝機能を保護する作用も。
	血圧や血糖を調整、がん、糖尿病、脂肪肝を予防する。脂肪の蓄積を抑えるダイエット効果も。
	疲労回復、抗菌効果、血流の改善、高血圧、がんの予防・抑制作用などで注目されている。
	アブラナ科の野菜の辛み成分。がん予防、コレステロールや血流調整、消化液の分泌促進、ピロリ菌や大腸菌などへの殺菌効果も。

7色のファイトケミカルで副腎を再生させる

ファイトケミカルの色	ファイトケミカルの名前	含まれる主な食材
赤	リコピン	トマト、スイカ、金時ニンジン
	カプサンチン	赤ピーマン、唐辛子
オレンジ	プロビタミンA	カボチャ、ニンジン、ほうれん草、みかん
	ゼアキサンチン	トウモロコシ、パプリカ、ブロッコリー、ほうれん草
黄色	ルテイン	トウモロコシ、ほうれん草、ブロッコリー
	フラボノイド(ケルセチン)	タマネギ、パセリ、リンゴの皮、ほうれん草
緑	クロロフィル	モロヘイヤ、ほうれん草、小松菜、オクラ、春菊などの緑黄色野菜。緑茶
紫	アントシアニン	ナス、紫キャベツ、紫イモ、ブドウ・ブルーベリーなどのベリー類
黒	クロロゲン酸	ゴボウ、ジャガイモ、ナス、サツマイモ
白	硫化アリル	ネギ、タマネギ、ニンニク、らっきょう、ニラ
	イソチオシアネート	スプラウト類、キャベツ、大根、わさび、ブロッコリー

なく、たがいに重なっている部分があるということです。

副腎を再生するファイトケミカル

副腎をタフにするために、ミトコンドリア↓腸↓肝臓という順序でケアしていくことを前章で説明してきました。第4ステップとして必要な副腎のケアは、このフリーラジカルの悪影響を封じ込める対策です。

健康に関心のある人なら、「ファイトケミカル」という言葉はもうお馴染みでしょう。

野菜や果物の色素や香り、甘味や苦味などに含まれる植物由来の天然の化学物質のことです。強力な抗酸化作用があり、体内のフリーラジカル＝活性酸素を除去する働きがあります。

たとえば、お茶に含まれるカテキン、トマトのリコピン、モロヘイヤのクロロフィル、ナスのアントシアニンなどがファイトケミカルです。これらは健康食品の宣伝でもよく使われる言葉ですよね。

ファイトケミカルは副腎疲労を改善する助けとなるだけでなく、抗アレルギー作用、高血圧対策、血糖の調整、肝機能の保護など、体の中でさまざまな優れた効果を発揮してくれます。そのため、タンパク質、炭水化物、脂質、ビタミン、ミネラル、食物繊維に次ぐ、第7の栄養素などともいわれています。

アメリカのアンチエイジング医療の第一人者である、エリック・ブレイバーマン博士は、老化と脳の働きを関連づけ、多種多様のファイトケミカルを摂る**「レインボーダイエット」**を提唱しています。

簡単にいえば、食卓に虹のようにカラフルな食材が並べば、自ずとビタミン、ミネラル、ファイトケミカルといった不足しがちな微量栄養素をまんべんなく摂れるということです。

赤、オレンジ、黄色、緑、紫、黒、白という7色、それぞれのファイトケミカルの効能と、それらが主に含まれる食材の一覧を156〜157ページの表にまとめました。参考にして、料理に数種類の色のついた食材を使い、日々の食卓を色鮮やかに、ヘルシーに彩ってみてください。

ミトコンドリアを増やすスイッチをオンに

クリニックで診察を受けている患者さんが、副腎疲労から少しずつ立ち直って、元気になってくると、家の中を掃除し始める人が実に多いのです。当初はベッドから起き上がれなかった患者さんから「部屋を掃除できるようになりました」という話を聞くと、少し突飛な発想かもしれませんが、「あ、ミトコンドリアが動き始めたかな」と思ったりするのです。

というのは、**エネルギー生産の源であるミトコンドリアは、体を動かすと増える性質があるからです。**ミトコンドリアは「エネルギーが足りなくなってきたぞ！」と感じたときにスイッチが入ると、分裂を始めて増えるような仕組みになっているのです。

そのスイッチが、「体を動かして負荷をかける」ということです。ミトコンドリアの数を増やすのに、手っ取り早いのが運動です。ミトコンドリアは筋肉の細胞にもたくさん存在していますから、運動で筋肉の量が増えれば、ミトコンドリアの量も増え、ミトコンドリアが体全体で活性化するようになります。
ミトコンドリアが多い体は、代謝が高くて太りにくく、スタミナがある元気な人というわけです。ですから、副腎疲労が回復しつつある段階で、短時間でいいので散歩をして、ときどき早歩きするなどの習慣をつけるといいと思います。

第4ステップの副腎ケアの段階では、ミトコンドリアをさらに活性化させてエネルギーを増やし、次のステップである脳のサポートにつなげていくのが大切です。

栄養面では、ミトコンドリアがエネルギー生産をするときに必要なビタミンB群は、コルチゾールなどの副腎ホルモンを生産する過程で消費されてしまうので、しっかり摂るようにしましょう。

また、**ミトコンドリア増殖に不可欠なのが、アミノ酸から作られるタウリン**

という物質です。タコ、イカ、魚介類に豊富に含まれているので、できるだけ毎日の食卓に取り入れてください。

ミトコンドリアは母親からしか遺伝しない

ところで、ミトコンドリアの起源は細菌だったと考えられています。太古の昔、何らかの理由で、生物の細胞内に寄生した細菌の仲間が、そのまま棲《す》みついてミトコンドリアになったらしいのです。

人間の体は60兆個もの細胞で成り立っているとすでにお伝えしましたが、その細胞一つ一つにある細胞核の中には、遺伝情報がぎっしりと詰まった遺伝子、つまりDNAが含まれています。そして、この細胞核が持っているDNAとは別のDNAが、ミトコンドリアの構造の中にあるということが解明されています。

このミトコンドリアの自前のDNAは「ミトコンドリアDNA」と呼ばれる

のですが、これは母親からしか遺伝しない母系遺伝であることもわかっています。しかも、一つの細胞の中にエネルギーの源であるミトコンドリアがどれだけ多くいるかというのは、生まれながらにして決まっているのです。

オリンピック選手になるようなアスリートを産むには、ミトコンドリアが体内にたくさんいる母親を選ばなければならないわけですね。父親が超一級の運動能力を持っているかどうかは、実は関係ないのかもしれません。

ですが、安心してください。先ほどお話ししたように、副腎疲労を改善していき、運動ができるようになれば、ミトコンドリアを増やすことができるのですから。

副腎が疲れたときは、コップ1杯の塩水を

家族の誰かが、食事中に「おかずの味が薄い」とか「塩気が足りない」と言い出したら、副腎が疲れ始めているサインと考えてください。

副腎疲労の人は、ポテトチップスをバリバリ食べ続けたりと、しょっぱいものを欲する傾向があります。副腎の機能が低下してコルチゾールの値が低いと、ナトリウムを上手く吸収できず、尿と一緒に流れ出てしまいます。そのため、塩分を欲するようになるのです。

ナトリウムが不足すると、気力が湧かなかったり、立ちくらみを起こしたりすることがあります。それを防ぐために、副腎が疲れているときは、コップ1杯（250ミリリットル）の水に小さじ半分の塩を溶かした塩水を朝、飲むことをすすめています。

その際に使う塩は、血圧を上げてしまう精製塩ではなく、ナトリウム以外にもマグネシウム、カルシウム、カリウムなどのミネラル成分が残存している海塩を選ぶようにしましょう。

私の家族の場合も、夫や息子が仕事や勉強で忙しい時期に、二人の趣味のラグビーの練習や試合が続いたりすると、私が作った料理に塩をバーッと振りかけて食べたりしています。そんなときは、「副腎が疲れているんだな」と、翌日のお味噌汁を濃い目にしたりと、塩分補給を工夫しています。

塩分を補給するには、梅干しもおすすめです。ただし、最近は添加物で腐らないようにした「減塩」梅干しが主流なので、昔ながらの「しょっぱい」無添加梅干しを選ぶようにしてください。

果物でカリウムをしっかり補給

また、副腎の機能を高めるためには、塩分だけでなく、カリウムも忘れずに摂るようにしてください。ナトリウムとカリウムは、天秤《てんびん》のように双方の濃度の比率が体の中で一定になるようにバランスが取られています。

副腎が疲れはじめてコルチゾールをたくさん分泌してストレスと戦っているときは、塩分を欲してナトリウムが吸収されている状態です。カリウムが体外に排出されてカリウムが不足してしまいます。

副腎疲労がひどく、コルチゾールを出し切って枯渇してしまったときは、ナトリウムが体外に排出されてナトリウム不足になってしまいます。ナトリウムとカリウムには、そういったバランス関係があるのです。

カリウムを十分な量、摂るには、豊富に含まれている果物を毎日食べるのがいちばん簡単です。副腎疲労の患者さんの多くはカリウムが不足しているので、朝食時は必ず食べるようにしましょう。

また、副腎疲労の人は午後3時～4時頃にコルチゾールの分泌が低下して、疲れを感じやすくなります。その時間帯になる前に、果物を食べてエネルギーを補給するのがよいと思います。

ステップ4のポイント

副腎を再生し、タフにする

- 「ファイトケミカル」が豊富な野菜・果物を摂り、抗酸化作用を働かせる。↓158ページ
- 体を動かし、ミトコンドリアを増やす。↓160〜161ページ
- ミトコンドリアのエネルギー生産、副腎ホルモンの生産に必要なビタミンB群を、さらにしっかり摂る。↓161ページ
- ミトコンドリアを増やすのに不可欠なタウリンを、タコ、イカ、魚介類から摂る。↓161〜162ページ
- コップ1杯の塩水と梅干しで、副腎に活を入れる。↓164〜165ページ
- 果物をよく食べ、カリウムとエネルギーを補給する。↓166ページ

副腎疲労と脳の不調に関与する「メチレーション」

クリニックでは、副腎疲労が疑われる患者さんに、その原因を探るために、コルチゾールなどのホルモン値の検査だけでなく、有機酸、重金属、アミノ酸などを調べる、さまざまな検査をしています。

その中の一つに、「メチレーション検査」というものがあります。メチレーションとは、メチル基というものが他の物質に結合したときに現れる化学反応のことで、体内で行われる代謝経路において中心的な働きをしています。

メチレーションの回路がきちんと機能しているかどうかを、遺伝子レベルで調べるのが「メチレーション検査」です。

1個の炭素原子と3個の水素原子で構成されるメチル基については、高校の化学で習うはずですが、メチル基がくっつくと物質が安定するのです。たとえば、メチル基が遺伝子とくっつくと活性が抑えられ、メチル基が離れてしまうと遺伝子は活性化するという仕組みです。

メチレーションは体のほぼあらゆる細胞の中で、毎秒何億回と起こっています。そして、以下のような、さまざまな体の働きに関わっています。

①　遺伝子のスイッチをON／OFFにする。
②　ストレス反応をON／OFFにする。
③　化学物質や重金属を解毒する。
④　ドーパミン、セロトニン、メラトニン、ノルアドレナリンなどの神経伝達物質を代謝し、うつ症状、不安、不眠を予防する。
⑤　性ホルモンを最適化する。
⑥　免疫細胞を生産する。
⑦　DNAとRNA（リボ核酸という遺伝子に関わる物質）を合成、修復する。
⑧　クエン酸回路でミトコンドリアのエネルギー生産をサポートし、コエン

ザイムQ10やカルチニンを合成する。

⑨ 神経細胞を保護し、脳機能を最適化する。

このような重要な働きに関わるメチレーションが上手く作動しないと、がん、流産、肺血栓《けっせん》、線維筋痛症を惹き起こしたり、脳の神経伝達物質の代謝に異常が起こるため、統合失調症、うつ症状、発達障害を発症することにもつながります。

メチレーションを機能不全に陥らせる原因は、重金属、化学物質などの毒素を含むあらゆるストレス、必要な栄養素の不足です。

そう、メチレーションは、慢性的なストレスが惹き起こす副腎疲労、副腎疲労が原因となる脳の不調にも深く関わっているのです。

ですから、副腎疲労を根本から治して、第5ステップである脳の調子を整え、健康を取り戻すには、このメチレーションにも着目する必要があるのです。

日本人にも多い遺伝子変異

アメリカの「疾病《しっぺい》管理センター」の調査によると、2012年度、子供の88人に1人が自閉症またはそれに準ずる精神疾患を持っていると診断されたそうです。患者数が10年前の2002年と比べると、78%も増加したといいます。

このようにアメリカは自閉症を含めた発達障害の患者数がかなり多いので、専門の治療機関や研究機関が充実しています。最近では遺伝子レベルの研究も、盛んに行われるようになりました。

自閉症発症の原因は単純ではなく、重金属の蓄積、腸内環境の悪化、中枢神経系の炎症など、さまざまな要因が絡み合っていると考えられています。その要因の一つとして、遺伝子の変異によってメチレーションが阻害されることに注目が集まっているのです。

遺伝子を調べれば、メチレーション回路のどの部分が回りにくいかがわかります。その部分をきちんと回すことができるように、遺伝子栄養学という分野からアプローチして、足りない酵素を補《おぎな》ってあげたり、回路を邪魔する化学物質を取り除いてあげる治療を行う医療施設も増えています。

「遺伝子変異なんて、ごく一部の人だけに起こるのでは？」

そう思う人が多いかもしれません。ところが、メチレーション回路の中でも、葉酸《ようさん》の代謝の鍵となる、もっとも重要なＭＴＨＦＲ（メチレンテトラヒドロ葉酸還元酵素）という遺伝子の変異は非常に多くの人に見られます。

実際、日本人の46％はＭＴＨＦＲのある部位に遺伝子変異を持っていることがわかっています。

遺伝子のわずかな違いが個性を生む

実は私自身、その46％に入る一人です。ＭＴＨＦＲ遺伝子のある一部に変異があるというだけで、〝ちょっとした個人差〟程度の違いです。発達障害であったとしても、遺伝的に劣っているとかという問題ではまったくないのです。メチレーション機能にも関わってくる遺伝子について、もう少し掘り下げてお話ししましょう。

DNA分子が二重らせん構造になっている図などを、見たことがあると思います。その二重らせんの間には、遺伝情報が書き込まれた塩基配列が梯子《はしご》の段のように連なっています。アデニン（A）、グアニン（G）、シトシン（C）、チミン（T）という4種の塩基ですね。その遺伝情報を伝える一つ一つの単位を「遺伝子」といいます。

遺伝子を検査するということは、この塩基配列を調べるということです。DNAの塩基配列は、人間では99・9％が共通していますが、残りにほんのわずかな異なる部分があります。その違いによって、顔つき、髪や目の色などの個人差が生まれているのです。

この塩基配列の個人差を「遺伝子多型」と呼びます。つまり、遺伝子に多様性があるということですね。その中でも、人間のDNAの約30億個の個の塩基配列のうち、たった1個でも違う塩基に置き換わったものを、「SNPs（single nucleotide polymorphism）」と呼び、「変異した遺伝子を持っている」というように表現されることもあります。

遺伝子のちょっとした違い（SNPs）が、その人の個性を生むといえるのです。

人のDNAでは、1000塩基に1個、SNPsがあると推定されています。30億個ある塩基のうち、1000塩基に1個の割合ですから、SNPsを持っている人が特別なわけではありません。

SNPsの例として、たとえば、遺伝子的にアルコールを分解する力がなく、まったくお酒が飲めない人が挙げられます。

SNPsは病気とは関係しないことがほとんどですが、過食をすれば病的な肥満になりやすい人など、生活習慣によってSNPsが悪さを始めることもあります。また、タバコなどに含まれる発がん物質や放射線によって、塩基配列の変異が惹き起こされ、がん細胞ができやすくなるということもあります。

精神の安定には、葉酸とビタミンB_{12}を

さて、メチレーション機能に作用するＭＴＨＦＲ遺伝子がＳＮＰｓの場合は、メチレーション回路を阻害してしまうことがわかっています。回路を回す機能が、約30％ほど低下してしまうのです。

この回路は、ドーパミン、セロトニン、ノルアドレナリンといった神経伝達物質を代謝する働きにも関わっています。ですので、**ＳＮＰｓの人が副腎疲労を患っていると、さらに動きが悪くなり、脳の不調を惹き起こすことにもなってしまうのです。**

ＭＴＨＦＲ遺伝子は葉酸の代謝の鍵となる遺伝子ですので、ＳＮＰｓであると検査によって判明した場合は、葉酸の機能が上手くいっていないと考えられます。

そのため、葉酸が豊富なモロヘイヤ、ほうれん草、パセリ、菜の花などの葉

物野菜を十分摂るようにする必要があります。ＳＮＰｓでない人でも、葉物野菜をなかなか口にしない人が増えていますので、気にかけて摂るようにしてください。

また、メチレーション回路をスムーズに回すためには、葉酸と同時にビタミンB_{12}を摂ることも大切です。ビタミンB_{12}は葉酸とともに赤血球を作り、ＤＮＡの合成・修復に不可欠なビタミンです。神経伝達物質の生産にも関与しているので、精神の安定のためにも十分補ってください。

ビタミンB_{12}は、すでに紹介しましたが、シジミ、アサリ、牡蠣、イワシ、サンマといった魚介類や海苔に豊富に含まれています。

フィッシュオイルは脳の情報処理能力を高める

ここからは、脳の状態を最適化していく最終ステップです。第1章の脳のストレス度チェックで、当てはまる項目がいくつかあった方は、ご自身の症状と照らし合わせながら読んでください。

脳は、水分を除くと約60%は脂質で構成されています。ですから毎日の食生活で、良質の油を摂ることがとても重要になってきます。

良質の油の代表格は、本書で何度も登場したオメガ3系の不飽和脂肪酸です。イワシ、サンマ、サバなどの青魚の脂に含まれるDHA（ドコサヘキサエン酸）とEPA（エイコサペンタエン酸）でしたね。

不飽和脂肪酸は常温で固まりにくい油のことを言いますが、DHAやEPA以外にも、脳の細胞膜を構成し、脳の活性化に不可欠なオメガ6系のARA（アラキドン酸）があります。ARAは卵の黄身、サワラ、サバ、ブリ、牛肉の赤身、豚レバー、鶏モモ肉、ワカメなどに多く含まれています。

これらのオメガ脂肪酸は、体内ではほとんど合成されないので、食事できちんと摂らなければいけない「必須脂肪酸」です。

何かを考えたり、記憶したりする脳の働きに重要なのは、脳の中にある神経細胞のネットワークが円滑に作動することです。ネットワークを通して伝わる情報処理能力が強くて速いほど、脳が活性化し、知的な活動や精神的な活動が滞《とどこお》りなく行われるのです。

その情報処理能力を支えているのが、神経細胞の細胞膜のしなやかさ。年齢とともに、記憶力が低下したりするのは、この細胞膜が硬くなってしまうことが一因です。

オメガ脂肪酸をたっぷり摂ることは、細胞膜を柔らかくし、脳の働きをよくすることにつながるのです。

日本の子供のＩＱが高い理由

脳とオメガ脂肪酸の関係について、もう少し詳しくお話ししていきましょう。

オメガ3系脂肪酸のＤＨＡが注目されるようになったのは、イギリスのインペリアル・カレッジ・ロンドン脳栄養科学研究所所長のマイケル・クロフォード博士が、1970年代に「魚を食べると頭がよくなる」と発表した研究報告がきっかけでした。

その後、1980年代終わりに、クロフォード博士が著書の中で、**「日本の子供の知能指数が高いのは、魚をよく食べるためではないか」**と唱えたことで、一気に世界的な注目度が高まり、各国でDHAの臨床試験が盛んに行われるようになりました。

クロフォード博士によると、人間の脳が進化した理由は、人間が太古の昔から魚や海産物を食べることでDHAを摂取してきたことに関係があるそうです。

というのは、人間の脳の必須脂肪酸組成ではDHAが圧倒的に多く、また神経細胞の神経突起の伸長をDHAが促進しているからです。草食動物が大きな脳を持つことができなかった決め手は、DHAにあるとまで、博士は語っています。

現在では、DHAが中性脂肪やコレステロールを低下させ、血液の流れをよくする働きがあることもわかっています。

脳の大脳辺縁系にある海馬が、記憶や学習機能に重要な役割を果たしていることは前述しましたが、海馬には脳の他の部位の2倍以上のＤＨＡが存在するとされています。

血液中のＤＨＡ濃度が高い人は認知症の発症率が低いということも確認されており、脳の知的な活動を維持するためには不可欠な脂肪なのです。

オメガ3系脂肪酸はうつ症状や発達障害にも有効

オメガ脂肪酸は脳の知的な活動だけでなく、精神的な作用にも関わっています。

近年、オメガ脂肪酸とうつ病に関する研究は各国で行われ、ＷＨＯ（世界保健機関）によってもオメガ3系のＤＨＡとＥＰＡの精神的な健康への有効性が検討されています。

DHAが不足すると脳内のセロトニンの量が減少し、大脳辺縁系のストレスが主に関与するうつ症状や、前頭前野のストレスが主に関与する発達障害を惹き起こす一因となります。逆に、DHAとEPAを豊富に摂取することで、症状が改善したという研究報告がされています。

オメガ3系の油は、大脳基底核にストレスを感じ、不安感や恐怖心を根底に抱えている人の気持ちを和《やわ》らげるのにも役立ちます。

DHAとEPAはよく似ており、いずれも血中の中性脂肪やコレステロールを低下させる働きを持っています。大きな違いとしては、DHAは脳の構成成分であるのに対し、EPAは脳の入口の血液脳関門を通過することができません。

しかし、EPAは血液を健康な状態にする働きに優れており、DHAとEPAは互いに補いあうことで脳内の健康を保っているのです。

一方、オメガ6系のARA（アラキドン酸）は、体内で変化してアナンダマイドという脳内物質になり、至福感を与え、ポジティブな気持ちに導いてくれる働きがあるといわれています。

なお、オメガ3系のDHAとEPA、亜麻仁油、えごま油、シソ油やオメガ6系のARAなど、常温で固まりにくい不飽和脂肪酸は、熱で酸化しやすいので注意を。抗酸化作用の高いファイトケミカルが豊富な野菜類と一緒に食べることがおすすめです。

また、脳の健康のためにもビタミンB群は必要で、特に神経伝達物質の代謝や生産に関与するB_6とB_{12}は欠かさず摂るようにしましょう。

体脂肪がつきにくいココナッツオイル

わが家でも料理をするときは、油の酸化にはとても気をつけています。炒《いた》めものをするときは酸化しにくいオリーブオイルを使ったり、ドレッシング用に使う亜麻仁油は冷蔵庫に必ず保存するようにしています。

酸化しにくい油でおすすめなのは、ココナッツオイルです。わが家でも、カレーや炒めもの、肉料理などの調理に活用しています。
ココナッツオイルはこってりとした油のイメージがあり、「太ってしまうのでは」と心配になる人がいるかもしれません。ところが、実際は一般的な食用油と比べて体脂肪がつきにくい油なのです。

ココナッツオイルは飽和脂肪酸ですが、中鎖《ちゅうさ》脂肪酸に分類されます。中鎖脂肪酸は、キャノーラ油などの一般的な油に含まれる長鎖《ちょうさ》脂肪酸に比べて、分子結合（「炭素鎖」と呼びます）の長さが約半分と短いため、水になじみやすい特長を持ちます。

長鎖脂肪酸は腸で消化・吸収されたあと、リンパ管や静脈を通って脂肪組織や筋肉、肝臓に運ばれ、分解・貯蔵されます。一方、中鎖脂肪酸は水に溶けやすい糖などと同様に、腸から門脈《もんみゃく》という部位を経由して直接肝臓に入ります。

消化・吸収後の経路が異なるため、中鎖脂肪酸は長鎖脂肪酸に比べて、4〜5倍も速く分解され、短時間で代謝されてエネルギーになることが特長です。代謝速度が速いので、体に脂肪として溜まりにくいというわけです。

脳の認知機能回復にも効果

さらに、ココナッツオイルを摂取すると、**ケトン体**という物質の血中濃度が上昇することがわかっています。ケトン体は、グルコース（ブドウ糖）に取って代わる、脳のエネルギー源として重要な物質です。

ストレスの多いときには、脳に必要なエネルギー量も増加し、グルコースの不足が起こります。グルコースの量が低いときには脳は上手く機能しないことが多く、副腎疲労によって頭がぼんやりするような症状が起こりがちです。

このようにグルコースが枯渇したとき、脳にとってはケトン体が唯一のエネルギー源となるのです。

また、ココナッツオイルには、**ラウリン酸**という母乳にも含まれている成分も豊富です。ラウリン酸は、免疫力を高め、抗酸化力・抗菌力に優れています。

脳にとって大敵である炎症を鎮《しず》め、エネルギーの補給源でもあるココナッツオイルは、まさに脳の健康油です。**アルツハイマー病患者に、ココナッツオイルを毎日摂取させたところ、脳の認知機能が著しく回復したという研究報告もある**ほどです。

脳を最適化するために、良質の油を選ぶことがいかに大切かということをおわかりいただけたでしょうか。

体内リズム、精神作用に欠かせないトリプトファン

脳の健康を支えるために進んで摂取したほうがよい、不可欠な栄養素は他にもいくつかあります。

まず、肉、魚、大豆、卵などから摂ることができるタンパク質。タンパク質の構成成分であるアミノ酸の一つに、トリプトファンという物質があります。トリプトファンは、自分の体内で作りだすことができない必須アミノ酸の代表

格です。

トリプトファンがなぜ必須かというと、体内で作られる重要な物質の原料となっているからです。1つめがトリプトファンから生成されるナイアシンというビタミンで、循環器系、消化器系、神経系などの代謝経路に必要な成分です。

脳の前頭前野にストレスがかかると、アドレナリン、ノルアドレナリン、ドーパミンといった、神経伝達物質として作用する副腎髄質ホルモン、つまりカテコラミンのバランスが悪くなります。トリプトファンはカテコラミンの分泌を整えるのに不可欠なアミノ酸です。

2つめが、すでに何度も登場した〝幸せホルモン〟セロトニンです。セロトニンが不足するとうつ症状を惹き起こし、セロトニンからは睡眠を誘うメラトニンが作られることもお話ししましたね。

大脳辺縁系はセロトニンに関わる脳の領域でもあるので、ここにストレスが多い人もトリプトファンをしっかり摂る必要があります。

このようにトリプトファンは、生体システムの代謝経路、睡眠などの体内リズム、ホルモンの分泌、精神面の作用などに影響を与える物質なのです。

イライラするときは、マグネシウムを

マグネシウムは、クエン酸回路を回してミトコンドリアを活性化させるために必要であると説明しましたが、脳神経の興奮を抑えるのにも不可欠なミネラルです。

マグネシウムを摂るときに気をつけたいのは、カルシウムとのバランスです。カルシウムはマグネシウム、亜鉛と結合して吸収を妨げるため、カルシウムが過剰だと体に必要なミネラルが不足することになってしまいます。

副腎疲労の人はマグネシウムが不足していることが多いので、多めに摂るように心がけてください。**片頭痛、ＰＭＳ（月経前症候群）の際のイライラつき、月経困難症で生じる子宮の引きつるような痛みも、マグネシウムの摂取で落ち着**

かせることができます。

マグネシウムは海藻類、ゴマ、干しエビ、煮干しなどの乾物、納豆、牡蠣に豊富であると紹介しましたが、豆腐に使われるにがりや精製されていない海塩にもマグネシウムが多いので料理に活用するのもおすすめです。

最近は、天然のにがりをボトルに詰めたものを売っています。肉を煮込むときに使うと、肉が柔らかくなったり、お米のとぎ汁に入れるとふっくらと炊けるなど、にがりを調味料代わりに使う料理もいろいろ紹介されているようです。

ベリー類とスパイスで若々しい脳に

「レインボーダイエット」を提唱しているブレイバーマン博士は、果物のベリー類とスパイス、ハーブ類も、若々しい脳を保つのに非常に有効であると語っています。

脳の状態を整えるスパイス、ハーブ

ローズマリー 炎症を抑える。うつ気分解消。脳の回転をよくする。セロトニンのレベルを上げる。筋肉の緊張を和らげる。

バジル 炎症を抑える。免疫力UP。セロトニンのレベルを上げる。ストレス軽減。

クミン 認知症予防。脳の回転をよくする。セロトニンのレベルを上げる。消化を助ける。

セージ 認知症予防。脳の回転をよくする。セロトニンのレベルを上げる。恐怖や不安を取り除く。

コリアンダー(香菜) 血糖値コントロール。うつ気分解消。脳を穏やかにする。

タイム 免疫力UP。セロトニンのレベルを上げる。

ショウガ 免疫力UP。

ターメリック(ウコン) 肝臓の解毒作用を高める。免疫力UP。脳の回転をよくする。脳を穏やかにする。セロトニンのレベルを上げる。

サフラン 免疫力UP。鎮静効果。脳を穏やかにする。

オレガノ 殺菌効果。

ブラックペッパー うつ気分解消。脳の回転をよくする。セロトニンのレベルを上げる。消化を助ける。

シナモン 血糖値コントロール。脳を穏やかにする。

ナツメグ 鎮静効果。セロトニンのレベルを上げる。

ローリエ 鎮静効果。

レモングラス 鎮静効果。脳を穏やかにする。

ニンニク ドーパミンのレベルを上げる。

ミント 脳の回転をよくする。脳を穏やかにする。セロトニンのレベルを上げる。緊張と疲労の緩和。

クローブ 脳を穏やかにする。

ブルーベリー、ブラックベリー、ラズベリーなど、**濃い色のベリー類は抗酸化・抗菌作用のあるポリフェノールの濃度が濃く、脳にいい〝ブレイン・ベリー〟です。**ベリーやスパイスなどをブレンドした有機フルーツティーも市販されているので、お茶として飲むのもいいでしょう。

ハーブ類やスパイス類は解毒作用のほかにも、脳の炎症を抑えたり、脳の情報伝達能力を高めたり、精神を落ち着かせたりと、さまざまな効能が期待できます。効能別に表にまとめましたので、前ページを参考にしてください。

さて、3章、4章を通して、心の不調にまで影響を与えている副腎疲労を改善し、脳を生き生きと蘇《よみがえ》らせるステップをお話ししてきました。

「心の問題」「メンタルが弱い」などと言われて、さらに落ち込んでいた人が、「副腎をケアすればいいんだ」と気づいていただけたなら、もう大丈夫です。なぜなら、人によって時間はかかるかもしれませんが、必ず改善することができるからです。

各ステップの終わりに、おさらいできるようにポイントをまとめておきました。ゆっくりと、できるところから実践するのでもいいのです。副腎をいたわる生活を送れば、心地よく過ごせるようになると希望を持っていただきたいと思います。

ステップ5のポイント

脳を最適化して、心の健康を取り戻す

・神経伝達物質の代謝に関与する「メチレーション」を機能させるために、葉酸とビタミンB_{12}を摂る。↓175〜176ページ
・脳の情報処理能力を高め、うつ症状に利くフィッシュオイルを摂る。↓176〜178、180〜181ページ
・ココナッツオイルは体脂肪がつきにくく、認知機能改善にいい健康油。↓182〜185ページ
・肉や魚から、体内リズム、精神作用に欠かせないトリプトファンを摂る。

↓185～187ページ
・イライラしたときは、マグネシウムが特効薬に。↓187～188ページ
・色の濃いベリー類やスパイス、ハーブは、炎症を抑え、若々しい脳を保つ“ブレイン・フード”。↓188～190ページ

エピローグ　子育て世代に伝えたいこと

スクエアクリニック副院長　本間《ほんま》龍介《りゅうすけ》

近年、子供の副腎疲労が非常に増えていると、本書でお伝えしました。

私たちのクリニックには、発達障害のお子さんや、幼児の頃から花粉症やアトピーでつらい思いをしているお子さんが、たくさん訪れてくださいます。

そのような症状のお子さんを診察すると、必ずといっていいほど、副腎が弱っていて、きちんと機能していないことが判明するのです。

向精神薬や抗アレルギー剤を常用しているお子さんも少なくありません。子供たちが、ここまで薬漬けになっている現実には驚かされるばかりです。医師としても、子供を直《ただ》ちに医療的な処置につなげてしまう傾向に、疑問を感じざるを得ません。

ストレス社会と無縁であるべき子供たちが、なぜこれほど多く、副腎疲労を患っているのか。気がかりになっていると、ふと、あることに気づきました。それは、副腎疲労の子供たちの両親が、いわゆる団塊《だんかい》ジュニア以降の世代であるということです。

私自身、ベビーブームの最盛期に生まれた団塊ジュニアです。学校では「平等」と教えられながらも、大学受験者数は今の2倍という受験戦争をくぐり抜け、就職氷河期という〝不運な〟時代に巻き込まれた世代です。

競争社会を生きてきた団塊ジュニアはストレスの多い環境で育ち、その世代が親の立場になった現在、往々にして彼ら自身が副腎疲労の症状を抱えているのです。

ストレスの多い環境というのは、競争社会ということだけではありません。

副腎ケアの要《かなめ》となる食生活を通じて、体にとって毒素となる物質を取り込んでしまうことも、大きなストレスとなります。

私が生まれた年に、日本でコンビニ第1号店が誕生しました。それまで手作りでしか食べられなかったおにぎりや弁当、お湯を注《そそ》ぐだけでいいカップ麺などが並び、いつでも手軽に〝食事〟ができるようになりました。ファーストフード店やファミレスも街のあちこちに開店し、家族連れで賑《にぎ》わうようになりました。

けれども、加工食品や外食チェーン店の食材には何種類もの食品添加物が使われていますし、体にいいとはいえない加工油脂、農薬によって大量生産された野菜、しかも安価な輸入食材を利用しているのが現状です。

昔から脈々と受け継がれてきた家庭の味というのは、団塊の世代が親になった時期に断ち切られてしまいました。核家族化が進み、共働きが当たり前になり、子供が一人で出来合いの夕飯を食べるようになりました。

ニューファミリーと呼ばれた家族形態の中で、たとえば、朝食はご飯に味噌汁よりもパンと牛乳というように、食習慣も激変してしまったのです。

団塊ジュニアが生まれてから約30年経《た》った頃は、ちょうど彼らが家庭を持ち、子育て世代となった時期です。その辺《あた》りから、食生活の効率化を重ねたために生じる、さまざまなひずみが現れてきたのではないかと思えるのです。

幸い私は、子供の頃、母が栄養満点の手作りの食事を作ってくれていたおかげで、体の土台はしっかりしており、重度の副腎疲労からも回復することができました。心配なのは、ポスト団塊ジュニア世代の人たちです。私よりも少し下の世代は、物心ついたときから、コンビニ、ファミレス、ファーストフードが当たり前の存在でした。

最近は、塾通いの子供のために、ファーストフードのハンバーガーが塾にデリバリーされているそうです。クリニックの患者さんの中には、食事をスナック菓子で済ませてしまうお子さんもいました。成長期に副腎を傷《いた》めるような食事を続けていると、重度の副腎疲労に陥りやすく、かつ回復しにくくなります。

子供を虐待する親、キレる子供が増えたのも、食生活の乱れと無関係ではありません。副腎疲労によってストレスに対処するホルモンが枯渇し、ストレスの許容範囲が極端に狭くなってしまうことが一因として考えられます。

教育費にお金を注ぎ込むより、食事を充実させて脳を元気にし、運動をしてミトコンドリアを増やしたほうが、子供のためにはよっぽどいいのです。副腎がタフな子供は頭がよく、心穏やかな子に育つ。これが私たち夫婦の持論です。

かつて、戦後から一九七〇年頃まで使われたＤＤＴという農薬がありました。発がん性があることがわかり、先進国ではもちろん使用が禁止されています。しかし、ＤＤＴは未だに新生児の血液から検出されることがあります。

恐ろしいことに、母親の体内に取り込まれた毒素が、孫の世代まで続いていってしまうのです。未来を担う子供たちのために、手遅れにならないうちに負の連鎖を切らなければなりません。

本書を読んでくださった方が、今日からご家庭の食生活を見直してくださることを願っています。本書が〝気づきの一冊〟になれば幸いです。

※本書は祥伝社黄金文庫のために書下ろされました。

祥伝社黄金文庫

心《こころ》と脳《のう》の不調《ふちよう》は副腎《ふくじん》ケアで整《ととの》える
「うつ」「認知症状《にんちしようじよう》」「発達障害《はつたつしようがい》」に効《き》くホルモンのパワー

平成28年6月20日　初版第1刷発行
令和5年8月10日　第3刷発行

著　者　本間良子《ほんまりようこ》　本間龍介《ほんまりゆうすけ》

発行者　辻 浩明

発行所　祥伝社《しようでんしや》

〒101－8701
東京都千代田区神田神保町3－3
電話　03（3265）2084（編集部）
電話　03（3265）2081（販売部）
電話　03（3265）3622（業務部）
www.shodensha.co.jp

印刷所　堀内印刷

製本所　ナショナル製本

　ISBN978-4-396-31693-8 C0147

祥伝社黄金文庫